做自己的心理医生

案例实用版

刘康廷 著

台海出版社

图书在版编目（CIP）数据

做自己的心理医生：案例实用版 / 刘康廷著 . ——
北京：台海出版社，2021.7（2023.8重印）
ISBN 978-7-5168-1745-2

Ⅰ . ①做… Ⅱ . ①刘… Ⅲ . ①心理保健—通俗读物
Ⅳ . ① R161.1-49

中国版本图书馆 CIP 数据核字（2017）第 329793 号

做自己的心理医生：案例实用版

著　　者：刘康廷

出 版 人：蔡　旭
责任编辑：赵旭雯

出版发行：台海出版社
地　　址：北京市东城区景山东街 20 号　　邮政编码：100009
电　　话：010 — 64041652（发行，邮购）
传　　真：010 — 84045799（总编室）
网　　址：www.taimeng.org.cn/thcbs/default.htm
E － mail：thcbs@126.com

经　　销：全国各地新华书店
印　　刷：三河市天润建兴印务有限公司
本书如有破损、缺页、装订错误，请与本社联系调换

开　　本：710 毫米 ×1000 毫米　　1/16
字　　数：179 千字　　　　　　　　印　　张：14
版　　次：2021 年 7 月第 1 版　　　印　　次：2023 年 8 月第 5 次印刷
书　　号：ISBN 978-7-5168-1745-2

定　　价：49.80 元

前 言

随着生活节奏的日益加快，特别是工作压力的与日俱增，现代人普遍存在一定的心理问题，这不仅直接影响心理健康，而且还严重威胁生理健康。英国文学家简·奥斯汀曾说："这世界除了心理上的失败，实际上并不存在什么失败，只要不是一败涂地，你一定会取得胜利！"对人类而言，健康的心理不仅是生活的根基，而且是成功的关键。然而，现代人的短板绝非能力的欠缺，而是普遍存在心理问题，进而导致焦虑、强迫、抑郁、躁狂、恐惧等不良情绪出现。如此一来，积极向上、乐观豁达的生活态度瞬间无影无踪，更何谈人生理想与目标？由此可知，心理健康的重要性已提升到前所未有的高度，有效应对心理问题也凸显出前所未有的迫切性，现代人应努力去做自己的心理医生。

平心而论，《做自己的心理医生：案例实用版》恰是一剂发现心理问题征兆、识别心理障碍、应对和解决心理问题的"灵丹妙药"，全书共分为八章四十节，内容涉及心理障碍、情绪管理、人际关系、压力应对、职场心理、婚恋情感、名望利益、强大内心等多个方面。作者将专业的心理学知识与丰富的生活实践相结合，通过对热点事件、真实案例、寓言故事等素材进行剖析解读，从中挖掘出心理问题的产生原因、具体表现、危害影响，并给出应对心理问题的相关建议。比如战胜自卑情绪，书中在分析自卑产生的原因之后，提出"坚强是武装的自卑"这一观点，认为自卑心理的克服与消除有赖于对不足的正视、优点的挖掘、比较的放弃和实力的提升；又如消除内心的焦虑，书中详细列举焦虑对人体生理上的影响和危害，并指出焦虑会引发社交恐惧症这一事实，提出通过呼吸法、释放法、运动法来消除它；再如给自己积极的心理暗示，书中列举著名科学家居里夫人的实例，指出人类最容易受自身心理暗示的影响，建议我们要接受积极的心理暗示，并拒绝消极的心理暗示。与此同时，书中其他章节也是亮点颇多、频频出彩，均具独到之处。以直面心中的恐惧为例，书中对人类产生恐惧的原因进行分析，并从心理学的角度阐释恐惧对我们的影响，提出坦然面对才是克服恐惧的必由出路。

毫无疑问，这是一本为承受社会压力、身处心理困境的现代人所提供的心理自我疗愈的指导手册，它不仅通俗易懂、简洁明了，而且内容丰富、知识齐全，堪称心理学通俗读物中的翘楚之作。"路漫漫其修远兮，吾将上下而求索"，面对作祟的"心魔"，我们或许还会彷徨，还会迷茫，甚至不断呻吟、不停挣扎。我们坚信，这本书会给每个人带来信心和希望，让我们彼此重新点燃生活的勇气，不畏艰险、迎难而上，不忘初心、砥砺前行。

目 录

第一章
CHAPTER 1

学做自己的心理医生

　　二十世纪，英国著名心理学家艾理斯提出一个观点，即每个人都应该学做自己的心理医生。他建议人们通过阅读专业书籍、举行小组讨论、开展思维训练等方式，逐步学习并掌握一套正确、健康和理性的思维方法。

第一节　识别自己的心理障碍

随着生活节奏的日益加快，特别是工作压力的与日俱增，现代人普遍存在一定的心理障碍，这不仅直接影响心理健康，而且还严重威胁生理健康。研究发现，那些实施自虐、自杀行为的人绝大多数都没有看过心理医生，做过心理评估的更是寥寥无几。究其原因，社会对个体的心理障碍缺乏足够重视，片面地认为生理健康的意义要远远大于心理健康，"重生理、轻心理"的医疗卫生局面长期存在。除此以外，无法正确识别自己的心理障碍也是重要原因之一，它致使个体错失接受心理治疗的最佳时间，直接导致其心理和行为出现异常。瑞士心理学家卡尔·荣格曾说："心理治疗的主要目的并不是使病人进入一种不可能的幸福状态，而是帮助他们树立一种面对苦难的耐心与坚定。"由此可知，心理治疗并不能让心理障碍患者变得幸福，但能够促使其树立对抗"心病"的信念，并最终从中得到解脱。对心理障碍患者而言，识别自己的心理障碍、区分自己的心理问题，是接受心理治疗的前提和基础。

所谓"心理障碍"，是指个体做出一些被社会评价为不适宜的行为，其后果具有一定的社会危害性。心理学界把心理异常和行为异常纳入心理障碍的范畴，具体表现为焦虑症、强迫症、抑郁症、躁狂症、恐惧症等。

需要注意的是，我们应该严格区分心理障碍和精神疾病，绝不能将二者相提并论、混为一谈。所谓"精神疾病"，是指患者的大脑机能开始发生紊乱，其情感、认知、意志等心理活动出现持久且明显的异常，不仅无法正常地学习、工作、生活，甚至伴有自虐、自杀和攻击他人的行为，具体表现为精神分裂症、更年期精神病、抑郁性精神病、偏执性精神病等。从某个角度而言，精神疾病实质上属于严重的心理障碍，虽然某些器质性病变也会导致精神疾病，但早期心理障碍如果得不到适当的治疗，就极易引发精神疾病。因此，我们应该准确识别以下几种心理障碍：

第一，焦虑症。即焦虑性神经症，以焦虑情绪体验为主要特征，是心理障碍中最常见的一种，通常表现为精神紧张、坐立不安、功能失调等。研究发现，性格与环境是诱发焦虑症的主要因素，前者多见于性格内向、为人腼腆、社交羞怯的人，而后者则与竞争激烈、脑力劳动、超负荷工作的环境有着直接关系。除此以外，心理学家还发现那些过于神经质的人更容易心存焦虑，会对一些尚未发生或将要发生的事情反复忧虑、担心、恐惧。不可否认，焦虑本身是人类对情境中的特殊刺激产生的正常心理反应，比如考生面对即将到来的考试，因为担心成绩不理想，而持续性忧虑、烦躁、紧张，甚至在考试前一天晚上失眠。这时候，家长和教师应及时发现并耐心疏导，促使考生的焦虑情绪得到缓解。

现实中，每个人焦虑的时间和程度均有所不同，只有焦虑的时间和程度超出一定的范围，并开始影响正常的工作、学习、生活时，才有可能患上焦虑症。对此，心理治疗显得极为必要，患者可通过精神分析治疗法、认知行为治疗法、系统脱敏治疗法和放松训练治疗法来改善内心的焦虑情绪。当然，一些社交技巧和自我调适方法对治疗焦虑症也有着显著作用，

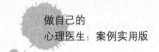
它可以使患者领悟心理冲突的根源，在改变认知方式的同时，缩短焦虑时间、降低焦虑程度。

第二，强迫症。通常以强迫思维和强迫行为为主要临床表现的心理障碍，属于焦虑障碍的一个类型。研究发现，患者在首次发病前通常都遭遇过一些"不良事件"，诸如人际关系紧张、婚姻感情考验、工作学习受挫等。与他人相比，追求完美、凡事力求做到极致的人更容易患上强迫症，他们原本就属于强迫型人格，工作上责任心强、交往时敏感度高，在生活中也更容易否定自我，处理"不良事件"时往往缺乏灵活性，其内心的冲突和矛盾最后只能以强迫症的形式表现出来。

众所周知，强迫症的危害是巨大的，在有意识地强迫和反强迫的作用下，患者的大脑介于一种清醒与模糊的"混沌状态"，其无法控制和抵抗某些违背自身意愿的想法或行为，从而做出一些在正常人看来毫无意义的异常举动，比如患者对细菌和疾病极度敏感，担心自己的双手会沾染病菌，为此经常性地反复冲洗双手，并且超出一般人洗手的时间和正常次数。除此以外，强迫思维还使患者陷入一种极端痛苦的状态，即某种联想、观念、回忆等反复出现，无法加以控制。以强迫联想为例，患者在登上民航客机前，反复联想恐怖袭击、极端天气、电线短路等引发空难的小概率事件，其虽然明知这些事故不可能发生，却无法控制自己，进而产生紧张、焦虑、恐惧的不良情绪。

第三，抑郁症。这是一种以情绪极度低落为主要特征的心理障碍，情绪消极、思维迟缓、语言行为减少是其典型表现。抑郁症严重困扰着患者的工作与生活，给家庭和社会带来沉重的负担。据相关部门统计，全球抑郁症年患病率约为11%，也就是说每10人中就可能有1人是抑郁症患者。

与此同时，抑郁症现已高居我国疾病负担中的第 2 位，每年约 15% 的确诊患者死于自杀。究其原因，抑郁情绪和自杀观念如影随形，根深蒂固地存在于抑郁症患者的大脑中，为摆脱抑郁情绪所带来的痛苦，结束自己的生命就成为无奈却又唯一的选择。研究发现，社会地位高、文化程度高、经济条件好的群体更容易患上抑郁症，并且女性的发病率远远高于男性，对此，我们可以通过《中国抑郁障碍防治指南》来筛查自身是否存在抑郁症，如果某个人情绪极度低落，且至少满足以下四项标准，基本能判定其患有抑郁症，具体包括：兴趣丧失、精力减退、精神恍惚、自怨自艾、思考困难、自虐自杀、睡眠障碍、食欲降低、性欲减退。

需要注意的是，治疗抑郁症应该坚持药物与心理治疗并重，要及早诊断、规范治疗、控制症状，在提高临床治愈率的同时最大限度地减少病残率和自杀率，防止患者复发。

第四，躁狂症。作为心理障碍的一种，躁狂症一般以思维活跃、情绪高涨、意志活动增强为主要表现。通常而言，轻度躁狂症不会给个体的工作、学习和生活带来严重影响，在客观上还有利于人际关系的改善，其心直嘴快、待人热情、出手大方的社交方式让人们不觉为奇。但重度躁狂症则应引起人们的高度重视，虽然患者不会像抑郁症患者那样选择自虐、自杀，但也会无意识地伤害他人，比如某人患有重度躁狂症，不仅以自我为中心，还要求他人无条件服从自己，如果对方稍有不从，他就会认为对方是小看自己，便与之发生口角，甚至拳脚相加。

当前，躁狂症的发病机理尚不明确，心理学家认为其可能与患者体内分泌的激素以及中枢神经的异常有较大关联。除此以外，外界环境的影响和内在精神的刺激也极易导致躁狂症的发病。如果患者没有及时接受心理治疗，就会逐步发展成抑郁症，也就是躁狂抑郁双相情感障碍，虽然它们是两种截然不同的表现，但存在密切的关联。研究发现，不少患者在经过一段时间的情绪高涨后就会出现情绪低落，这便是抑郁的表现。与此同时，由于有些患者对自己的要求过高，如果没有达到内心要求和既定标准，其就会逐渐丧失信心，从而转为抑郁。需要注意的是，躁狂症在经过心理及药物治疗后，一般可以得到治愈，患者不要心存压力，应早发现早治疗，避免滑向抑郁的深渊。

第五，恐惧症。这是一种以恐惧为主要临床表现的心理障碍，患者所恐惧的往往是一些客观看来并无危险的事物，比如面对一只向自己缓缓走来的金毛犬，患者开始不自觉地紧张、心慌、出汗，甚至头晕恶心、四肢无力、尿急尿频。在恐惧的同时，患者还极力回避所害怕的事物，比如社交恐惧、高空恐惧、疾病恐惧等。与此同时，显著的植物神经症状也会出现在患者身上，虽然恐惧反应与恐惧对象极不相称，其本人也知道恐惧是不合理、不应该的，却难以控制并反复出现。研究发现，患者大都在幼年时期曾遇到过类似恐惧的心理体验，最终导致其日后恐惧心理的形成和持续，比如社交恐惧的根源就是父母对幼年子女接触外部环境的直接限制，导致其日后交际环境封闭、人际关系狭窄。

除此以外，精神因素在恐惧症发病过程中常起着更为重要的作用，比如患者因遇到车祸而对乘车心生恐惧，即便是公交、地铁、动车等相对安全的出行方式也会使其紧张、害怕，与患者的个性和心理素质有直接关系。当然，恐惧本身是一种人类的正常情绪，但从生物遗传角度而言，那些天生脆弱、容易紧张的人通常会变得神经质，也往往会在心理上产生恐惧感。如果恐惧情绪得不到及时安抚和疏导，就有可能发展演变为疑病症、强迫症、焦虑症，给工作、学习、生活带来严重影响。因此，患者可采取自我暗示法、情景模拟法、真实训练法来治疗心中恐惧。

上述五种心理障碍虽然不能涵盖所有的心理问题，但它们极具代表性和普遍性，在我们日常生活中所遇到的心理障碍主要是以上几种类型。因此，在正确识别自己的心理障碍的同时，我们还应该认真学习相关心理学知识和心理调节方法，争取做自己的心理医生。

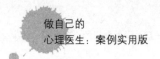
第二节　每个人都是独一无二的

德国科学家莱布尼茨说过："世界上没有两片完全相同的树叶！"也就是说，任何事物都具有自身的特点，世界上没有两个完全相同的东西。如果你有疑问，可以亲自去看看窗外的树叶。这些树叶，乍一看都比较相像，似乎没有什么区别。如果你仔细地看，就会发现它们片片不同，比如叶子的色泽、叶面的纹理、叶身的厚度等，均呈现出各自的特别之处。自然界尚且如此，我们人类作为复杂的高级生物更是如此。外貌上，同父同母的双胞胎仍会有细微不同；内心中，任何人对同一事物均会产生各自不同的看法；经历上，相似的人生轨迹也会穿插不同的剧情。尽管每个人的生理构造基本相同，但生命历程却别具一格、独一无二，都是延伸在浩瀚宇宙中的一条射线，不会有丝毫的重合。一旦明白并接受这个事实，我们就会淡定自如、从容不迫地开启人生旅程。

高考结束后，小郭顺利进入某重点财经大学，成为一名金融专业女大学生。入学伊始，出身贫寒的小郭就暗下决心，要像高中时一样勤奋读书、报答父母。一段时间后，她却发现大学生活与想象中的有所不同。在这里，并非每个人都把学习奉为上大学的唯一使命，有的人忙于谈恋爱、处对象，有的人则忙于拉关系、交朋友，还有的人忙于做生意、做兼职，像自己一样不问世事、埋头苦读的人寥寥无几。对此，坚定的小郭也曾动摇过，甚至萌发了外出做家教、挣钱养家的想法，但她最终却打消了此念头。一天清晨，小郭像往常一样来到池塘边晨读，突然看到水中的锦鲤争相抢食、热闹非凡，但岸边的青蛙却静待时机、追蝇捕蚊。看到这一幕，她心想："尽管锦鲤色彩艳丽、泳姿优美，但争抢人类投喂的食物，确有享受嗟来之食的嫌疑；虽然青蛙外形丑陋、两部鼓吹，却凭借一己之力存活于世，实有独立蛙格之精神！"一个简单的自然现象坚定了小郭努力学习的信念，在她看来每个人都是独一无二的，都有着完全不同于他人的地方，无须同他人刻意比较、盲目跟从，我们所要做的就是每天做好自己。自此以后，小郭踌躇满志、信心满满，将有限的精力投入到无限的学习中，最终考取了博士研究生。

世界上没有两片完全相同的树叶，同样也没有两个性格完全相同的人。一个人从幼稚青涩走向成熟圆润，必须明白并接受这个简单而又朴素的道理。上述故事中的小郭起初被其他同学的行为所影响，一度准备外出做家教、挣钱养家。然而，锦鲤和青蛙的取食习惯却改变了她的想法，最终使其沉下心来研究学问。在小郭看来，其他同学好比是一条条漂亮的锦鲤，颇具姿色、善于交际、富有资本，而自己却是一只渺小的青蛙，外形丑陋、沉默寡言、无依无靠，但她却同青蛙一样有着特殊的本领，就是依靠自己的力量去打出一片天地。除此以外，小郭还有着过人的智慧，明白自己在学生阶段该做些什么。正是这些因素，促使小郭不为外界所影响，勇敢做自己，最终取得一番成就。毫无疑问，每个人都是独一无二、各有不同的，但这些不同却往往被人们有意放大，并造成所谓的"大有不同"，让我们心神不宁、寝食难安。其实这些不同也仅仅是不同而已，本身并没有好坏、对错之分。然而有些人却始终无法领悟这个道理，直至迷失人生方向，我国古代就有这样的例子出现。

春秋时期，越国有一位美女名叫西施，无论是言谈举止，还是音容笑貌，样样都惹人喜爱。平日里，西施稍用淡妆、衣着朴素，不管走到哪里，都有很多人向她行"注目礼"，可见西施是多么的美丽动人，没有人不惊叹她的美貌，但她却患有心口疼的毛病。与此同时，离西施不远的地方住着个丑女人，名叫东施，不仅动作粗俗，而且说话声音大，却一天到晚做着当美女的梦。东施浓妆艳抹、勤于打扮，却没有一个人说她漂亮。有一天，西施的心口又疼了起来，只见她手捂胸口，双眉皱起，流露出一种娇媚柔弱的女性美。即便如此，当她从街上走过时，人们无不睁大双眼注视着她。当东施看到西施捂着胸口、皱着双眉的样子竟博得这么多人的青睐，便也学着西施的样子走在街上。然而，东施手捂胸口的矫揉造作使她的样子更难看了，简直就是扭捏作态、洋相百出。人们看见东施就像遇到瘟疫一样，要么赶紧把大门关上，要么立刻远远躲开。

上述"东施效颦"的成语典故告诉我们一个道理，即不能盲目地去模仿别人，如果一味模仿他人，极有可能适得其反。因为西施的美是与生俱来的，即便不经任何修饰，人们依然会对她驻足瞩目；而东施的丑也是天生如此，即便经过精心掩饰，人们依然会对她敬而远之。东施不仅没有意识到这一点，反而一味地去模仿西施犯病的样子，让原本就不美的自己"丑上加丑"。在人们看来，东施的"丑"恰恰也是独一无二的，既然相貌无法改变，那就要去"美化"其他方面，比如升华自己的心灵、规范自己的举止、注意自己的言语、改善自己的形象等。试想一下，如果东施能及早意识到自己与西施的不同，并最终领悟每个人都是独一无二的真理，就不会刻意模仿西施，而是心平气和、闲庭信步，勇敢做自己。这样浅显的道理，人们或许都知道、都明白，但在现实中却往往抛之脑后、依然故我。

从小到大，"别人家的孩子"是父母给我们树立的榜样和标杆，比如"张叔叔家的孩子考了满分""李阿姨家的孩子考上了公务员""王大爷家的孩子娶了媳妇"等。在这样的环境下学习、生活、工作和成长，我们慢慢淡忘了自身与他人的不同之处，一度迷失自我。在中国，有些家长培养教育孩子并非真正为了孩子，而是为了满足自身的需要。家长没有把孩子当作独立的个体和真正的主体，没有意识到孩子是独一无二的，极力把孩子变成一个符合自己期待，用于对外展示的样品，甚至将孩子变成实现自己人生梦想的工具。孩子明明是棵参天杨，父母却喜欢弱不禁风的垂柳，强行把他折成弯曲的形状；孩子明明是块铺路石，父母却喜欢光洁璀璨的珠宝，拼命把他的棱角打磨掉。家长的做法最终使孩子感到彷徨，感到无奈，感到疲惫，因为自己再努力也无法超越"别人家的孩子"，变成父母期待的样子。不可否认，当前社会教育极其注重"成功"，忽视人作为主体的个性化发展，并试图打造出一批所谓的"成功人士"。在这样的环境下，无论幼小的孩子，还是成熟的我们，甚至古稀的老人都会受其影响，盲目跟从、刻意模仿、一味追逐，最终迷失自我。诚然此种环境无法在短期内得到改变，但我们可以通过学习和运用心理学知识，逐步找出自己与他人之间的不同，自己的个性价值所在，最终明白"每个人都是独一无二的"真理。下面几项建议值得我们学习和借鉴：

第一，认真反省自己。现代社会节奏加快，我们每天疲于应付学习、工作、生活等各种事务，根本无暇反省自己，但逐步了解自己、认识自己、剖析自己是每个人走向成熟的关键。对此，我们可在中午休息时刻、下班回家途中、晚上入睡之前反省自己一天中的一言一行，为迎接美好的明天做充足的准备，长期的自我反省有助于我们认识独特的自己，客观、全面地评价自己。

第二，打破习惯束缚。良好习惯是取得成功的前提，而我们却深陷在各种不良习惯的泥潭中无法自拔，比如自命清高，不屑与他人交流沟通，故步自封，不愿接受新鲜事物等。因此，我们应以非凡的勇气和强大的毅力去打破习惯的束缚，通过养成良好的习惯来完善自己，开发潜能，并将自己身上的特点优化到极致，使自己真正成为不同于他人的、独一无二的人。

第三，寻找美好事物。对于美好事物，没有人是不向往的，并且在寻找美好事物的过程中，我们才会最终认识自己、发现不足，比如内心的恐惧、情绪的波动、身体的颤抖等。正如先贤苏格拉底所说的"认识你自己"，这样我们才能意识到自己的不同，拨云见日、冲破迷雾、沐浴阳光。

总而言之，世界上的每个人都是独一无二的，努力去做好我们自己，才能拥有幸福的人生。

第三节　克服自身的缺点和不足

"真金未必足赤，白玉难免微瑕"，我们每个人都不是完美无缺的，在拥有一定优势和长处的同时，也存在各种缺点和不足，就好比有的人精通书法绘画，却五音不全、南腔北调；有的人擅长体育运动，却思维不严谨、逻辑混乱；有的人擅长研究思考，却口齿不清、表达不明。正是这些优势和不足造就了人与人之间的不同，使世界充满了别样风景和多姿多彩。美国著名管理学家劳伦斯·皮特曾提出了"木桶理论"，他认为一个木桶能盛多少水，取决于最短的那块木板，而非最长的那块木板。该理论同样适用于心理领域，即一个人取得成功的关键是认识并发挥自身的优势和长处，但避免失败的秘诀则是接受并克服自身的缺点和不足。在现实中，如果一个人能够克服自身的缺点和不足，不仅可以避免失败，而且还能取得成功。

2016年4月14日，NBA超级巨星科比在对阵爵士的比赛中独取60分，打完了属于自己的、辉煌的最后一战。从17岁进入联盟打替补，到26岁开始独自带队，再到30岁拿到第一个完全属于自己的"奥布莱恩"杯，科比的职业生涯充满了传奇色彩，他共获得5次总冠军、1次常规赛MVP、2次总决赛MVP、3次全明星赛MVP，并率领美国队2次取得奥运会男篮冠军。荣誉的背后，科比付出了其他球员难以想象的艰辛和汗水，他曾告诉队友奥多姆说："我每天训练8小时，投篮1000次！"这样的训练强度让人震惊，以至于奥多姆开始怀疑人生，但他从科比坚定的眼神中看出，这绝对不是虚言。讲到这里，人们或许会认为科比的成功源自高强度的训练。殊不知，接受并努力克服自身的缺点和不足才是他成功的不二法门。因为在科比的脑海中，他始终无法忘记自己在球场上的尴尬。1997年季后赛，湖人队与爵士队在半决赛相遇，最终爵士队轻松晋级，湖人队却在三个客场全部落败。当时的科比尚不满19岁，第一次打季后赛他的表现也可谓相当糟糕。在第五场比赛中，湖人队已到了被淘汰的边缘，结果科比在这场比赛中投出了四记"三不沾"，第四节投出一次，加时赛投出三次，成为爵士球迷的笑料。

休赛期，爵士球迷的嘘声一直萦绕在科比的脑海里，他感到无比羞愤。但科比却及时找出了自身的缺点和不足，投篮时机把握不好、大赛经验不足、上肢力量不够等都是自己急需弥补的短板。自那以后，高强度的训练成为科比的家常便饭，其近乎偏执的性格也帮助他步入伟大球员的行列。不可否认，科比是一个非常难以相处的人，因为他身上带有一定的偏执型人格倾向。对于这类人，文学家们常用自私、吝啬、怀疑、敌意、冷血等词语描述他们。此外，他们还缺乏包容心，往往会将无中生有的小事变成怨气和仇恨，并采取一切手段来打击、报复他人。更严重的是，他们具有强烈的控制欲，会对自己、配偶、子女甚至他人强加极为严苛的规定。如果有人违反规定，他们便会以愤怒的姿态相对。科比也确实如此，2009年季后赛在与火箭队的第六战中，湖人队半场结束时竟落后16分之多，这让科比气愤不已，中场休息时他就冲向球队中锋加索尔，用手捏着对方的脖子大吼道："大个子，醒醒吧，我们需要你！"这番举动确实令人无法接受，但幸好科比的偏执性格仍处于可控制范围。虽然偏执型人格患者会给他人带来不小的麻烦，但却不会影响他们维持日常生活的基本能力。

科比的成功绝不是偶然，这得益于其偏执性格支配下的付出与努力，更有赖于其对自身缺点和不足的努力克服。但有的人甚至连自己的缺点和不足都无法接受，只是逃避和掩盖，终使人生庸庸碌碌、黯淡无光。学习影视编导专业的小兰，本科毕业后考入事业单位从事科普宣传工作，她面容姣好、性格开朗、活泼外向，初来单位就得到领导认可、同事喜欢，但她身上也存在科普知识欠缺、文字功底薄弱、责任心不强等问题，甚至在上班时间玩游戏、忙网购、聊琐事。有一次，部门主任安排小兰制作一个宣传科普知识的视频，并要求尽快搜集相关素材。接到任务后，小兰非但没有认真准备、积极行动，竟以"时间还早"为由无限拖延。一周过去了，当主任提出要看视频时，什么也没做的小兰心急火燎、手足无措，情急之下竟说："主任，我这几天比较忙，把做视频的事情给忘记了，我这就开始做！"听罢，主任只得无奈地摇摇头，转身离去。还有一次，部门主任安排她制作一个表格，并要求两天内提交。为确保万无一失，主任说："小兰，你会使用 Excel 表吧？如果有啥问题，就问一问其他同事！"小兰不假思索地回答道："主任，放心吧，没问题！"两天过后，小兰仍没有向主任提交表格，原来她之前从未接触过 Excel 表，最终给部门工作带来不必要的麻烦。

众所周知，刚步入社会的年轻人身上往往存在各种缺点和不足，但如果不承认这种事实，而是刻意掩盖，则是大错特错。故事中的小兰在工作中不仅缺乏起码的责任心，还欠缺熟练使用办公软件的技能。对此，她不是放低姿态、主动学习，而是刻意掩盖、自欺欺人。因为在她看来，自己近乎完美，没有所谓的缺点和不足，即便真的存在，自己也不愿承认和接受。不可否认，我们经常会在工作中遇到像小兰一样的人，刻意隐瞒自身的缺点和不足，甚至不惜用欺骗的方式粉饰自己。殊不知，"躲得了初一，却躲不过十五"，这些缺点终究会被人发现，古人更是深谙此理。

战国时期，齐国君主齐宣王爱好听竽，便组织几百人的乐队一起吹竽。好吃懒做的南郭先生得知此事后，觉得有利可图，便乘机向齐宣王吹嘘自己，他说："齐宣王，我是有名的乐师，我愿把我的绝技献给您！"听到这番话，齐宣王好不高兴，未加考察就把他编入自己的乐师队伍中。其实南郭先生根本就不会吹竽，每逢演奏的时候，他就混在队伍中模仿其他乐师的样子，别人摇晃身体，他也摇晃身体，别人上下点头，他也上下点头，脸上还装出一副自我陶醉的样子。就这样，南郭先生冒充乐师混在队伍里，并享受着不错的待遇。然而好景不长，齐宣王死后，他的儿子齐湣王继承了王位。同自己的父亲一样，齐湣王也特别喜欢听竽，但他不喜欢听几百人一起吹竽，而是喜欢听一个人吹竽，认为这样才能体现出乐师的真实水平。此刻，其他乐师都积极准备、忙于练习，唯独南郭先生像一只热锅上的蚂蚁，急得团团转。思来想去他觉得这次无法浑水摸鱼、蒙混过关，便连夜收拾行李，逃离了齐国。

上述"滥竽充数"的成语典故告诉我们一个道理，人一定要有真才实学，不要自欺欺人。对于自身的缺点和不足，我们应勇于接受和克服，变缺点为优点、化不足为长处。著名心理学家萨提亚曾说过："我们习惯把自己的缺点看成是自己致命的毒药，极力地避免自己犯错误，却没有意识到，这样的缺点和我们的优点同样都是与生俱来的，都是我们自己的资源，我们又会在自己的日常生活中把这些资源埋藏得越来越深，压迫、排斥或是否定本该属于自己的东西，我们便无法自如地运用我们的能量。"由此可知，我们身上的缺点实质上是一种潜在的资源，它有可能转化为优点，如果我们刻意隐藏它，就会丧失进一步发掘自身潜能的机会。

我们可采取这样的对策：一方面，接受自己的缺点和不足。这是每个人获得成功的前提，如果一个人对缺点和不足视而不见、任其发展，根据心理学上的"破窗理论"，这些缺点和不足就会不断蔓延、逐渐放大，直至覆盖并取代自身的优点和长处，使自己成为一个充斥着缺点和不足的综合体。因此，我们应该明白"缺点和优点、不足与长处是与生俱来"的道理，摆正心态，承认并接受自身的缺点和不足；另一方面，克服缺点和不足。针对自身问题，正面应对、努力改善才是正确选择。如果文字功底薄弱，我们可以通过大量阅读来改善；如果思辨能力不强，我们可以通过学习逻辑来提高；如果表达能力不好，我们可以通过不断练习来强化。"办法总比困难多"，只要我们愿意，自身的缺点和不足就一定会被克服。

第四节　人人皆需心理学

从牙牙学语到步履蹒跚，从勤奋苦读到步入社会，从结婚生子到职场拼搏，从人生迟暮到落叶归根，人的一生无不充斥着雪雨冰霜、困苦艰辛、冷暖沧桑。毫无疑问，每个人只有懂得如何去呵护自己的心灵，才能从容应对生活的风雨、人情的冷暖、世事的无常，才能在岁月的洗礼中始终保持灿烂的微笑，才能拥有成功的人生和幸福的生活。调整好自己的心态，时刻保持心理健康，已成为每个人所必备的技能，这需要我们掌握心理知识，注重内心世界，学做自己的心理医生。换言之，每个人都应具备心理调节的能力，通过观察自己的心理变化，找到自己问题的根源，以理性、平和的心态面对人生，甚至帮助他人直面心理问题。这可以从我国古代人们朴素的心理意识和辩证思维中得到证实。

西晋时，有一个官员叫乐广，他出身寒门，却发奋读书，有着很高的名望。一天，乐广邀请好朋友来家中作客。聊到尽兴处，二人便开怀畅饮。意想不到的是，这位朋友回去后竟大病一场。乐广得知此事后，急忙前去探望，发现他无精打采、脸色蜡黄，便问怎么得的病。朋友说："那天在您家饮酒，我突然发现酒杯中有条小蛇在游动。我十分恶心，不想再喝，但您再三劝饮，我又不好意思推托，只得硬着头皮喝下去。从那以后，我总感觉肚子里有条小蛇在乱窜，什么东西也吃不下去，到现在病了快半个月了。"乐广听后，心生疑惑，酒杯中怎么会有蛇呢？回到家中，乐广仍是百思不得其解，不停地在家中踱步。突然，乐广抬头看到墙壁上挂着的弓弦，于是他在桌子上倒了一杯酒，很快就看到弓弦的影子投映在酒杯中，好像有条小蛇在游动。乐广急忙派人将朋友请到家中，让他坐在上次的位置上，并用上次的酒杯倒了满满的一杯酒。朋友低头一看，马上惊叫："就是这条蛇！"乐广哈哈大笑，指着墙壁上的弓弦说："你抬头看看，那是什么？"朋友看看弓弦，再看看酒杯，瞬间恍然大悟，顿时觉得轻松，病也很快好了。

　　上述"杯弓蛇影"的成语典故，人尽皆知，但其中所蕴含的心理学知识，却并非人人通晓。乐广的朋友将酒杯中弓弦的倒影误认为是小蛇，喝下后竟一病不起。这种对外界事物的错误感知直接引发其心理上的恐惧、惊慌，进而导致其生理上的功能失调，形成生理性错觉，最终引发所谓的"疾病"。其实，我们每个人在生活中都会遇到生理性错觉。比如盼望丈夫尽快回家的妻子，误把门外行人的脚步声当成丈夫平时走路的声音；期待分数早日揭晓的学子，误把其他同学的成绩单当成自己期末考试的分数；希望逃犯尽早归案的警察，误把体貌相似的群众当作自己日夜追捕的逃犯。凡此种种都是生理性错觉的典型表现，这除了跟生性多疑、胆小怕事、沉默寡言的性格有关以外，还跟自身缺乏一定的心理学知识有着很大关系。试想一下，如果乐广的朋友在看到杯中的小蛇后，镇定自若、仔细琢磨，抬头看见墙壁上的弓弦，认清杯中的小蛇是弓弦的倒影，他就不会心生恐惧、惶恐万分，更不会一病不起。因此，人人皆需心理学，每个人也都应该掌握一定的心理学知识，学做自己的心理医生。

二十世纪，英国著名心理学家艾理斯提出一个观点，即每个人都应该学做自己的心理医生。他建议人们通过阅读专业书籍、举行小组讨论、开展思维训练等方式，逐步学习并掌握一套正确、健康、理性的思维方法，从而应对日常生活、人际交往、职场工作等引发的心理压力和不良情绪，其本质就是用理性的思维方法替换非理性的思维方法，以保持健康的心理状态。比如，让两个人观察同一枚硬币，如果第一个人注意到美丽的花纹，第二个人却注意到细微的污垢。那么，前者的思维方法是理性的，对积极的事物比较敏感；后者的思维方法则是非理性的，对消极的事物比较敏感，甚至是悲观的。因此，学习观察事物的积极方面就成为一种重要的思维训练方法。除此以外，学做自己的心理医生还要求人们掌握一定的心理学知识，尤其是那些刚刚离开象牙塔、步入社会的年轻大学生。

大学毕业后，在导师的推荐下，小刘顺利地进入当地一家大型国企从事法务工作。上班伊始，小刘信心满满、踌躇满志，准备在工作岗位上大干一番。但没过多久，小刘就变得垂头丧气、无精打采，发现这并不是自己想要的工作。原来上班之前，小刘时常梦想自己站在法庭上口若悬河、滔滔不绝，用自己的多年所学与对方律师唇枪舌剑、针锋相对，最大限度地维护企业自身利益。而上班之后，小刘的工作却并非如此，起草文书、布置会场、通知人员成为主要工作，甚至连端茶倒水、打扫卫生、报销发票也成为家常便饭，这与自己的梦想相差甚远。面对这一切，小刘的心中充满着郁闷、烦躁，甚至悲观、失望，求助导师更换工作的想法竟不自觉地跃上心头。"导师，我不想在企业干下去了，您帮我推荐一家律师事务所吧？"面对小刘的请求，导师问道："你不想在企业工作的原因究竟是什么呢？"小刘当即回答："我是法学硕士，也通过了国家司法考试，我应该到法庭上施展我的才华，而不是每天在办公室里做一些与自己专业不相关的事情！"听完小刘的话，导师微微一笑，问道："我可以推荐你去律师事务所工作，但如果你刚去也是做一些与自己专业不相关的事情，你会不会再次请求我为你换工作？"听完这番话，小刘陷入沉思，似乎明白了什么……不出三年，他便成为企业法务部门的年轻骨干，多次为企业挽回经济损失，得到大家的认可与好评。

　　上述故事体现了心理学中的"蘑菇定律"，即蘑菇一般生长在阴暗潮湿的角落中，不仅得不到阳光照射，还缺乏养分供给，也得不到人们的关注，面临着自生自灭的状况。然而，有的蘑菇却努力追逐阳光、拼命汲取养分，变得又高又壮，最终摆脱濒临死亡的边缘地带，开始自由享受阳光照耀和养分滋润，并赢得人们的重视。该定律最早是由二十世纪七十年代的美国计算机程序员总结出来的，当时计算机行业作为新兴产业正处于起步阶段，人们对其尚不了解，从事电脑编程工作的人员常常被人误解或嘲弄，他们的工作态度甚至一度被人质疑和诟病。面对此种情形，"程序猿"们并没有心灰意冷、萎靡不振，而是以"蘑菇精神"不断进行自我激励。随着计算机行业的快速发展，人们终于认识到计算机的重要性，"程序猿"这个群体也最终赢得鲜花和掌声。当然，小刘的故事也是"蘑菇定律"的生动写照。大学生在离开校园、初入社会时，内心往往会有一些好高骛远、不切实际的想法，幻想自己在更大的平台上施展才华、抱负。殊不知，由于自己缺乏一定的工作经验和丰富的人生阅历，尚不能独挑大梁、独当一面。只有经过长期的磨炼，消除不切实际的幻想，化解不良情绪，慢慢沉下心来，脚踏实地，才能收获成功、取得成绩，最终成为领导、同事所关注的"蘑菇"。

人的本质属性是什么？对此，马克思在《关于费尔巴哈的提纲》中得出这样的结论，即"人的本质并不是单个人所固有的抽象物。在其现实性上，它是一切社会关系的总和"。换言之，人的本质属性就是各种社会关系的总和。与此对应，每个人的心理状态都是各种社会关系在其内心的直接反映。面对冗繁的工作任务，职员通常会产生不良情绪；面对繁重的课业负担，学生一般会出现抵触心理；面对复杂的人际关系，每个人都会感到无奈、愤懑甚至悲观。随着经济的快速发展和社会的不断进步，内心世界的反复折磨早已取代客观世界的多重限制，成为制约、阻碍人类实现自我发展的最大障碍。那么，每个人该如何获得健康的心理、拥有平稳的情绪、形成健全的人格呢？首先，关注自己的心理状态，发现心理上的"不良因子"；其次，掌握一定的心理学知识，努力保持健康的心理状态；最后，及时解决自己的心理问题，实现自我调节、自我救助、自我解脱。总而言之，在这个飞速发展的现代社会，人人皆需心理学，人人都应学做自己的心理医生。

第五节　正确认识你自己

人的一生会认识成千上万的人，但"识人易，识己难"，这不仅是漫漫人生路的客观写照，也是富有智慧的真知灼见。相传在古希腊德尔菲神庙的门楣上刻着"人，你要认识你自己！"的铭文，先哲苏格拉底看到后，恍然大悟、顿生灵感。他认为人脱离母体来到世界后，无知便是唯一的所有，每个人都必须从无知开始，认识自己、了解世界。毫无疑问，正确认识自己是完善人格的核心内容，对个体的心理和行为起着内在的、全程的调节作用。与此同时，正确认识自己在某种程度上还决定着社会发展和历史未来走向。

公元 25 年，刘秀在洛阳称帝。彼时的天下，群雄割据、狼烟四起。同年，公孙述也在成都称帝，而远在甘肃天水的隗嚣自称西州上将军，实力不可小觑。他手下有一位名叫马援的人，为人慷慨、颇有抱负。不出三年，刘秀就铲除了其他枭雄，大有一统天下之势。此时，隗嚣急于做出选择，但又不知该归顺谁。当得知马援与公孙述私交甚好时，隗嚣便派他前往成都拜见。从天水到成都，崇山峻岭、道路崎岖，马援心想："公孙述是我的老朋友，年轻时无话不谈，此番我到成都，他定会与我握手言欢，重温过去情谊！"到成都后，马援立刻求见公孙述，谁知这里铜墙铁壁、戒备森严，自己被阻宫外。过了好长时间，卫士才传马援入宫，从宫门直到大殿都站立着荷矛执戟的卫士，让他不寒而栗。进殿后，公孙述并不急于跟他交谈，而是像皇帝接见使臣一样稳坐龙椅。待拜见仪式结束后，马援即被卫士带至住处，等待公孙述的再次召见。三天后，公孙述再次召见马援，只见他身坐銮驾，在卫士的簇拥下缓缓而来。同上次一样，公孙述并没有跟马援说什么，而是直接授其大将军职位。召见结束后，随从们都想留在成都，马援则告诫他们说："天下雌雄未定，公孙述不虚心迎接贤士，共商国是，反而大讲排场，这如何留得住天下贤士啊？"回到天水后，马援对隗嚣说："公孙述不过井底之蛙，妄自尊大、刚愎自用，我们不如尽早投靠刘秀吧？"隗嚣当即派马援前往洛阳，结果刘秀接待他时十分亲切、坦率。局势正如马援预料的一样，公孙述最终以失败而告终，刘秀则光复汉室、统一天下。

"得民心者得天下"，上述故事中的公孙述未能正确认识自己的处境，在成都称帝后即妄自尊大、刚愎自用，不顾旧情，以皇帝的姿态接见马援，可谓颐指气使、盛气凌人，让人临深履薄、战战兢兢，最终失去朋友、失去人心、失去天下。而刘秀却能正确认识自己，知道此时正是用人之际，以亲切、坦率的态度对待马援，最终得到信任、得到人心、得到天下。毫无疑问，一个人如果能正确认识自己，倘若成功也不会忘乎所以、轻视他人；即便失败也不会丧失信心、自怨自艾。但现实中，我们很多人却无法正确认识自己，要么自视甚高、脱离现实；要么妄自菲薄、自暴自弃。究其原因，是"不识庐山真面目，只缘身在此山中"，这就是心理学中的"苏东坡效应"，即人们往往难以正确认识自我，并且认识自我比认识客观世界更为困难。心理学家发现，每个人都倾向于拔高自己，我们的自我评价往往要比别人估计的高。因此，正确认识自我的前提应是谦虚谨慎、戒骄戒躁，这样才能克服我们有意无意拔高自己的倾向，才能使我们更加客观、公正地评价自己。

"江山易改、禀性难移"，即人的性格改变比江山变迁还要困难，了解并把握自身性格是正确认识自己的关键。热播电视剧《欢乐颂》中的"五美"个个年纪相仿、相貌出众，但却性格迥异、截然不同。海归精英安迪孤傲冷艳、智力超群，但她内心孤寂、特立独行、不够宽容；企业白领樊胜美高挑美丽、成熟稳重，但她内心自卑、刚愎自用、一意孤行；富家女孩曲筱绡精灵古怪、敢作敢为，但她性格乖张、趾高气扬、目中无人；平凡姑娘邱莹莹阳光乐观、积极向上，但她口无遮拦、鲁莽冲动、缺乏自律；小家碧玉关雎尔情感细腻、处事稳重，但她性格怯懦、缩手缩脚、顾虑重重。不管是《欢乐颂》中的"五美"还是生活中的我们，要想正确认识自我，关键是全面、客观地认识自己的性格。

古希腊医学家希波克拉底认为人体中的主要液体决定着自身气质和性格，他将其分为四种，即多血质、胆汁质、黏液质和抑郁质。其中，多血质表现为外向活泼、开朗豁达、富有朝气，但存在情绪不稳、喜怒无常、粗枝大叶的不足，代表人物是《红楼梦》中的王熙凤；胆汁质表现为直率豪爽、刚强果敢、热情高涨，但存在脾气暴躁、行事鲁莽、感情用事的不足，代表人物是《三国演义》中的张飞；黏液质表现为情绪稳定、不卑不亢、克制忍让，但存在行动迟缓、因循守旧、缺乏生气的不足，代表人物是《水浒传》中的林冲；抑郁质表现为平易近人、含蓄稳重、敏锐细致，但存在性情脆弱、多愁善感、多虑多疑的不足，代表人物是《红楼梦》中的林黛玉。毫无疑问，不同的性格和气质造就不同的人生。那么，现实生

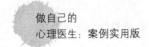

活中的我们究竟该如何正确认识自己呢？

第一，清晰认识自己。与自然界的动物相比，人类是具备意识、思维和个性的生命体。其中，意识使人具备表象认识自己的能力；思维使人具备理性认识自己的能力；个性使人具备全面认识自己的能力。换言之，意识给我们带来最直接、最肤浅的认识，思维给我们带来最理性、最智慧的认识，个性给我们带来最真实、最全面的认识。人的个性包括性格、情绪、爱好、禀赋、能力、经验等内容，正确认识自己的个性才能清晰、透彻地认识自己。

第二，坦然面对自己。"龙生九子，各有不同"，即便是同一父母、同一家庭、同一环境出生的孩子也是各有特点。人生的道路充斥艰辛、布满曲折，面对工作的压力、生活的磨难、命运的戏弄，自暴自弃、自怨自艾、破罐破摔的消极态度是不可取的。我们的内心应秉持"山重水复疑无路，柳暗花明又一村"的积极信念，坦然面对自己，欣然面对人生。在挖掘自身潜力、克服重重困难后，你或许会重新认识你自己，发现一个不同的"我"。

第三，客观评估自己。正如上文所说的，每个人都更倾向于拔高自己，自我评价也往往要比别人的评价高。因此，我们应客观评估自己的形象、才学、成绩以及自己在别人心目中的地位，从而引导自己的情绪、指导自己的行为、疏导自己的心理。当自己春风得意时，继续保持谦虚谨慎、戒骄戒躁的作风；当自己处于人生低谷时，不失砥砺前行、奋发有为的信念。这样才能占领生命的"制高点"，朝人生的既定目标越走越近。

第四，不断提高自己。这是正确认识自己的应有之义，如果你貌不惊人，没有俊男靓女的先天条件，也无须自卑，美貌并不是成功的必要条件；如果你一贫如洗，没有家境优渥的后天基础，但财富并不是人生幸福的唯一法门。即便你智商平平、禀赋一般，只要经过不断努力，你也会在这个世界上获得一席之地。与此同时，不断地提高自己可以最大限度地发挥长处、弥补不足，将自己的心态调整到最佳，将自己的潜能发挥到极致，真正做到扬长避短、有所作为。

第五，努力做好自己。"走自己的路，让别人去说吧……"不畏人言，做自己该做的事情是正确认识自己的表现。如果人云亦云，会使自己被他人的言论所左右，这不仅是缺乏主心骨的表现，也是不能正确认识自己的直观反映。一个人如果制订了目标，就应该无所顾忌、全力以赴地去实现，不要受他人的风言风语、闲言碎语的影响。因为他人认为你是什么样的人无关紧要，做真正的自己才至关重要。

第二章
CHAPTER 2

管理好自己的各种情绪

在通往成功的道路上，我们最大的敌人并非才疏学浅、资历不够、难孚众望，而是无法有效管理自己的情绪。

第一节　积极管理自己的情绪

现实中，那些乐观豁达、积极向上、风趣幽默的人总会让人羡慕，看着他们喜笑颜开、眉飞色舞、兴高采烈的样子，我们不禁会问："难道他们就不会遇到烦心事吗？"答案恰恰相反，他们所遇到的烦心事一点都不比我们少，但他们没有被负面情绪所左右，而是积极管理自己的情绪，确保心理健康。与前人相比，我们处在一个更为美好的时代，科技发达、物产丰富、交通便捷，但我们也为之付出了更多的代价，身体透支、精神空虚、心灵孤寂。我们每天疲于应付各种事务，繁忙和劳累变为常态，焦躁、烦闷、抑郁、忧虑、恐惧等负面情绪随之产生。对此，很多人习惯用所谓的"意志力"强压下去，认为它会慢慢消失。殊不知，负面情绪如果得不到及时化解、疏导、释放，就会不断积累能量并在某个时刻爆发出来，其后果不堪设想……

某日晚上，大连的宋女士与另一位家长带着各自的孩子到饭店吃饭。在饭店里，两个同龄的孩子一起玩捉迷藏的游戏。期间，宋女士4岁的女孩突然大叫了一声。作为家长，宋女士感觉这表现不好，便当即批评教育了她。但孩子毕竟只是孩子，玩得高兴时，她又大叫了一声。正当宋女士准备"严惩"她时，邻桌的一名女子突然冲了出来，在自己还没有反应过来时，便冲着孩子的藏身处踢了一脚，嘴里还说道："让你叫，我踹死你！"看到年轻女子的行为，护女心切的宋女士立刻跳起来与对方激烈厮打，期间还拿起餐桌上的物品扔向对方，甚至一度误伤到前来劝阻的餐厅服务员。而年轻女子也不甘示弱，临走时举起矿泉水瓶再度掷向女童。最终，双方闹到了派出所。经调查，年轻女子是大连某高校的大学生，事发时刚刚与男友闹了别扭，心情特别不好。

不可否认，现在的"熊孩子"的确令人头疼，他们年幼无知、少不更事，在公共场所大声喧哗、毁坏财物、骚扰他人，给家长带来烦恼、给他人带来不便、给社会带来难题，但他们毕竟只是孩子，是法律上的无民事行为能力人。换言之，他们不能以自己的行为承担法律责任，我们也不能以常人的眼光去看待、考量、要求他们。对于这些孩子，我们应遵循"老吾老以及人之老，幼吾幼以及人之幼"的中华传统美德，用爱心呵护他们、用善念感化他们、用行为引导他们，确保其心智成熟、人格健全。反观上述故事中的女大学生，因为自己与男友闹别扭，心情不好，便将自己的负面情绪无端发泄在他人身上，飞踹4岁女童。显然，该女大学生在控制自我、管理情绪方面与正常的、成熟的、稳重的成年人相差甚远，否则就不会一言不合便抬脚踹人。这样的人连自己的情绪都无法有效管理，又何谈在社会上立足，取得成功呢？在通往成功的道路上，我们最大的敌人并非才疏学浅、资历不够、难孚众望，而是无法有效管理自己的情绪。当你愤怒时，面目狰狞、肆意发泄，下级会望而却步、逃之夭夭；当你沮丧时，面如死灰、黯然神伤，同事会心生疑虑、敬而远之；当你焦虑时，面带凶相、眉头紧蹙，上级会顾忌犹豫、不敢重用。总之，负面情绪不仅会让我们与成功失之交臂，还会使我们的人际关系变得一团糟。但如果我们

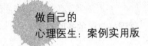
能积极管理自己的情绪，结果则会大不一样。那对于情绪，我们又知道多少呢？

情绪，是指一系列的感觉，它影响着我们的生理和心理，进而影响我们的思想和行为。我们应严格区分情绪和情绪引发的行为，比如生气与发火就是两个不同的问题，生气是情绪的一种，而发火则是情绪引发的行为。此外，我们还应了解情绪的作用。第一，情绪引导我们的行为，让我们向某个目标不断努力。比如当我们准备通过马路时，看到一辆卡车向自己呼啸而来。出于人类的本能，我们会真切地感受到危险，心跳加速、脉搏加快、瞳孔放大、嘴巴微张，恐惧、紧张、焦虑的情绪占据自己的心头，这种情绪最终引导我们快速通过马路、及时躲避危险；第二，情绪促使我们与他人进行沟通，包括言语上的沟通和非言语上的沟通。比如我们高兴的时候，语气委婉、声调柔和、眼神明亮；我们生气的时候，语气强硬、声调高亢、眼神逼人。与此同时，别人也可以通过上述方式向我们表达自己的情绪；第三，情绪会直接影响人的身体健康。比如中医认为怒则气上，喜则气缓，悲则气消，恐则气下，惊则气乱，劳则气耗，思则气结。良好的情绪可以使身体机能处于最佳状态，使免疫抗病系统发挥最大效能，情绪也被心理学家称为"生命的指挥棒""健康的寒暑表"。

在掌握上述情绪基本知识后，我们还应避免一些"情绪误区"：第一，"在任何情况下，都用一种正确的情绪去应对"。心理学家认为情绪是没有对错的，每个人看待事物的角度、评判事物的标准也都不尽相同，并且不同的人在遇到同一事物时会产生不同的情绪。比如面对瓢泼大雨，上班族会郁郁寡欢、心情不爽，庄稼汉则兴高采烈、喜上眉梢。总之，在人生道路上追求一种"万能情绪"纯属无稽之谈；第二，"一切情绪都是自发产生的"。情绪并不是自发产生的，它来自我们对周围事物的注意、感知、记忆、想象等因素。即我们对周围不同事物的注意直接影响着自身的情绪，我们对这个世界的感知也是情绪产生的重要条件，我们对过往的记忆会带来欢乐、伤心、痛苦甚至无助，此外一个人的认知方式也极大地影响着情绪。总之，情绪的产生有其特定原因；第三，"我们不能承受任何痛苦情绪"。任何人都不愿面对比赛失利、财物遗失、亲人离去等情况产生的痛苦情绪，但这并不是说我们不能承受此种情绪。通过专门训练，我们对痛苦情绪的承受力能够得到提高，但如果我们不能学会去承受痛苦情绪的话，则可能会产生吸食毒品、虐待他人、残杀动物等带有破坏性的行为，反过来会加重自己的痛苦。

在避免上述"情绪误区"后，我们应积极管理自己的情绪。

第一，暗示调节法。自我暗示是管理情绪、调节心理的有效方法，通过向自我传输积极的心理信号，以实现管理情绪的目标。当我们参加篮球比赛时，可以不断给自己以暗示，如"我一定能投进""老天给我好运气""我一定能防住对手"等类似的话，最终使自我的潜意识理解这些暗示，从而聚精会神、全力以赴地投入比赛中。

第二，音乐缓解法。音乐对人的情绪具有强烈的感染力，能够有效改善负面情绪，是管理情绪的不二选择。当我们情绪不佳时，不妨听上一曲自己最喜爱的音乐，沮丧的情绪会烟消云散、忧虑的情绪会抛之脑后、恐惧的情绪会不复存在。我们平时可以在手机上存储几首音乐，当负面情绪初现端倪时予以播放，以此来缓解我们的情绪。

第三，户外运动法。负面情绪会影响人的身体机能，损害人的身体健康，使人的生理产生异样。对此，我们可以通过跑步、登山、游泳、打球、滑雪等方式来修复身体状态。一旦生理机能得到恢复，情绪也就自然变得正常。因此，户外运动是管理情绪的有效方法，它不仅改善了我们的情绪，还锻炼了我们的身体，可谓一举两得。

第四，转移注意法。人所注意的即是自己所关注的，但事物有好和坏的两面，注意事物好的一面令人欢乐，注意事物坏的一面则令人悲伤。当你心生自卑时，把注意力调整到自己曾经的闪光之处；当你心存疑虑时，把注意力调整到自己曾经的果断决定；当你心怀恐惧时，把注意力调整到自己曾经的勇敢之举。因此，适时转移自己的注意力能够有效避免负面情绪的产生。

第五，自我平衡法。众所周知，在乎得失的人更容易产生焦虑、害怕、紧张、恐惧等负面情绪，他们时刻以自我为中心，幼稚地认为世界是围绕着自己转的，错误一旦出现在自己身上，就是"惊天地、泣鬼神"的大事，别人都会知道。其实作为一个常人，你会犯错，别人也会犯错，甚至犯的错比你还严重。冷静地想一想，犯错的人又不止你一个，何必为此烦恼呢？犯错是任何人都会出现的问题，无须过多自责。当下次遇到同样状况时，不要逃避，勇敢面对就好了。

第二节　不要让自己抑郁

现实中，抑郁作为消极情绪已成为一种社会普遍心理，它表现为情感低落、思维迟缓、举止木讷等，严重影响我们的正常生活和心理健康。与其他心理问题相比，抑郁这一洪水猛兽跟性别、年龄、学历等因素没有直接关系，我们每个人都有可能沦为它的阶下囚。难道不是吗？我们熟知的很多人都深受抑郁的折磨，无论是在政坛上叱咤风云的丘吉尔，还是在文学界青史留名的海明威，抑或家喻户晓的明星人物张国荣，都逃不过抑郁的围追堵截、狂轰滥炸。虽然那些性格内敛、不善言谈的人更容易变得抑郁，尤其是遇到不顺心、不如意、不舒服的事情时，他们极易敏感、自卑、孤僻，但事实上每个人都会如此。长此以往，抑郁就会变成一种潜意识，使我们的心态变得消极、行为变得古怪，甚至发展成耸人听闻的抑郁症。

据世界卫生组织的预计，到 2020 年因抑郁而引发的疾病将成为仅次于心脑血管病的人类第二大疾病。在全球范围内，每年因抑郁而自杀的人高达 100 万，抑郁症发病率更是高达 11%，即每 10 个人中就可能有 1 个抑郁症患者。即便如此，我们中的很多人对抑郁及抑郁症仍不了解。既然抑郁是一种消极情绪，那么抑郁症又是什么呢？对于抑郁症，医学上并不认为其是单纯的心理疾病，而是有着深刻的生物学根源。根据 2006 年发布的中国精神障碍分类与诊断标准，抑郁症的诊断标准有以下几条：第一，丧失兴趣，无愉快感；第二，精力减退或者有疲乏感；第三，精神运动性迟滞或激越；第四，自我评价过低，经常自责，并伴有内疚感；第五，联想困难或自觉思考能力下降；第六，轻生的念头反复出现，存在自伤自残，甚至自杀行为；第七，存在一定的睡眠障碍，如失眠、嗜睡等；第八，食欲显著降低或者体重明显减轻；第九，性欲减退。临床上，如果一个人在心情低落的时候，同时出现上述任意四种症状，并且持续发作两周以上，即可能被诊断为抑郁症。

小婷是国内某著名高校的硕士研究生，她有着令人羡慕的学习经历和教育背景。从小到大，她都是一个性格开朗、乐观向上的姑娘，不仅对未来的学术道路充满期待，而且对今后的职业发展怀有希望。与此同时，男友的温情陪伴和细致呵护也让她备感幸福。为考取母校的博士研究生，她利用一年的时间不断地参加学术会议、研究专业问题、撰写相关论文，虽然每天十分忙碌，但感觉特别充实。正当她憧憬未来、梦想美好时，一个令其意想不到的问题从天而降，自己竟然患上抑郁症。正是在等待博士录取通知书的那段时间里，再加上男友回老家探亲，平日很健谈的小婷突然发现自己竟有两周没有跟他人说过话，并且也缺乏交流沟通的欲望。这段时间里，无论去自习室、泡图书馆，还是外出购物、买菜做饭都是她自己一个人。没过多久，她就发现自己的身体总是疲惫不堪、精神也是萎靡不振，甚至无法感受到一丝快乐。

对此，小婷明显感觉力不从心、难以应付，以前自己也曾焦躁不安、烦闷不已，但跟男友腻腻歪歪、卿卿我我，与同学嘻嘻哈哈、打打闹闹也就过去了，但这次却丝毫没有用处。在博士学习开始一段时间后，她的状况开始加剧，晚上辗转反侧、难以入睡，白天昏昏沉沉、无法清醒，一些念头和想法总是浮现在脑海中，比如"我为什么要考取博士""攻读博士的意义在哪里""自己的价值是什么"等。四个月后，她的状况开始变得更加严重，在男友的陪伴下她也曾咨询过多名心理医生，但均没有实质性好转。有时候，她甚至想放弃自己的生命，这个以往在电视屏幕中才会出现的场景竟发生在自己身上。最终，小婷被迫选择了休学，终日待在家中，每当太阳升起时，她略显青涩的面庞才会露出一丝微笑……

近几年，国内有关组织调查发现，抑郁症已位列中国第二大疾病，其患病率高达 6.1%，抑郁症患者接近 1 亿。小婷仅是这个庞大抑郁症群体中的一员，或许我们难以体会他们所经历的痛苦和折磨，但他们的状况已经引起社会的广泛关注。我们所要做的不仅是持续地关心、爱护他们，而且还要使我们自己远离抑郁。

第一，强化心理承受能力。对于那些令人愤懑、悲伤、痛苦的事情，每个人都有着截然不同的反应，这正是人与人之间心理承受能力的区别所在。研究表明，充满活力的人在遭受挫折失败时并不会一蹶不振、一败涂地，而毫无朝气的人在遇到困境难题时却会萎靡不振、无精打采。对此，我们可通过坚定信念、控制自己、疏导情绪等方式，不断强化自己的心理承受能力。

第二，参加各种社交活动。与独处相比，社交活动能够有效缓解人们的抑郁情绪，使我们体会到人与人之间交流的快乐。研究表明，社交活动能够使人出现更多的笑容，而独处却无法做到这一点。因此，积极参加丰富多彩、形式多样的社交活动是远离抑郁的选择之一。此外，抑郁的人还可以参加各种志愿者活动，去社区、医院、敬老院、孤儿院等公益机构提供志愿服务，使自己变得更富有同情心和爱心。

第三，释放心中不良情绪。众所周知，不良情绪如果得不到释放，长期积累就会引发更大的问题。面对心中的不良情绪，我们应学会适时释放，而哭泣恰是有效的方法之一。在人体的眼泪中，含有各种引起血压升高、消化不良、心率加快的有毒物质。当我们哭泣时，这些有毒物质就会及时排出，身体也随之变得舒服许多。

第四，投入大自然的怀抱。对患有抑郁症的人来说，漫步田野、游历名胜、徜徉山水是最佳的治疗方法之一。在大自然的怀抱中，我们的抑郁情绪会得到有效缓解甚至消除。因为，自然界满眼的绿色和生机会使我们的心情得到有效放松，紧张、忧虑、恐惧等不良情绪也会烟消云散、一去不返。除此以外，体育运动也是帮助我们远离抑郁的有效方式，特别是长时间慢跑对治疗抑郁症有着非常不错的效果。

第三节　消除内心的焦虑

众所周知，焦虑是人类适应环境发展过程中所产生的基本情绪，适度的焦虑是有益的，它可以帮助我们努力学习、提高工作效率、追求卓越。但随着生活节奏的加快，焦虑已成为我们大多数人的"心病"，严重影响着日常生活和身体健康，比如学生为自己的考试分数夙夜难寐，病人为自己的体检报告愁肠百转，被告为自己的审判结果一夕白发。这都证明了一个基本事实：焦虑是令人痛苦的。精神分析学家弗洛伊德认为，焦虑是一种弥散性很强的情绪，是一种内疚、隐秘的羞耻感，它来源于对过去痛苦的回忆和对未来境遇的担忧，表现为心跳加快、皮肤出汗、胃部痉挛、喉咙哽咽，甚至肌肉抽搐等。如果一个人长期心存焦虑，他的意识、观念和行为都会发生显著改变，具体表现为：

第一，恐惧症。如果内心的焦虑没有及时消除，一旦某些诱发因素出现，记忆中的创伤体验和心理阴影就会被唤醒，最终引发惊慌、恐惧的症状。这时候，人会强烈感觉到恐慌、失控和濒死，变得撕心裂肺、歇斯底里、肝肠寸断，也最需要他人去陪伴、照顾和安抚。比如因上课睡觉而被老师扇耳光的小明，之前家人从未打骂过他，在被老师体罚后，他变得沉默寡言、面色苍白、心神不安，并表示拒绝再去学校。如果家人强迫其上学，他便痛哭流涕、大声呼叫；倘若家人同意其不去上学，便情绪稳定、不再哭喊。此外，当他听到"学校""老师""同学"等字眼时，还会不自觉地颤抖、出汗、呕吐甚至腹痛。

第二，疑病症。长期焦虑会使人的精神高度紧张，致使身体出现某些症状，如口干舌燥、头晕目眩、腹部疼痛等。这时候，人会密切关注身体所出现的各种症状，并将其归结于某种具体疾病，因担心自己会染疾身亡，便四处求医问药。经医院检查无恙后，焦虑的情绪才逐步缓解。严重焦虑的人甚至会对医生产生怀疑，认为其在欺骗、隐瞒、敷衍自己，进而三番五次地去医院检查病情。比如有轻微洁癖的小陈在乘坐公交车时无意触碰到其他乘客的手，回家后竟发现自己的手上有血迹，认为有人故意把含有病毒的血液传染给自己。此后，小陈严重怀疑自己患上某种传染病，精神紧张、内心恐惧，人也瘦了一大圈。在家人的陪同下，小陈去附近的医院做了检查，当拿到指标正常的化验单时，她内心的焦虑瞬间消除。

第三，失眠症。研究表明，人只有在心态轻松、身体疲倦的情况下才能入睡，才会拥有较高的睡眠质量。但在焦虑情绪的影响下，人的心情紧张、情绪亢奋，不仅辗转反侧，难以入睡，而且多梦易醒。一旦睡眠出现障碍，原本焦虑的情绪会再次加重，使人变得焦躁不安、心烦意乱。这时候，人开始担心明天的工作学习、人际交往、生活琐事等因自己失眠而受影响，内心就会变得越发紧张，就更加难以入睡。长此以往，人处于想睡着、睡不着、担心睡不着的恶性循环中，最终患上失眠症。比如面对考试心存焦虑的小丽，常常担心自己的考试成绩而睡不好觉，她越是想睡着，却越是睡不着，一想到明天的考试，更是紧张得不得了。结果小丽彻夜未眠，早上起来昏昏沉沉、无精打采，考试中也没有一点状态。

第四，强迫症。如果焦虑的情绪深埋在内心深处，人就会不自觉地通过反复的思维和行动来获得安全感，极有可能患上强迫症。在此状态下，人会把注意力集中到某个问题上，形成一种紧张、封闭、偏执的心理状态，对现实层面的事物不管不顾，认为只有解决了这个问题之后才能考虑其他。强迫症的危害很大，使人变得烦躁、易怒、固执。

第五，抑郁症。消除内心的焦虑并非易事，即便不再焦虑，也会在人的内心深处留下阴影。当焦虑的情绪长期得不到疏导和解决，人就会感到失望、变得沮丧、易于颓废，逐渐对身边的人和事失去兴趣，严重的还会丧失工作能力、生活能力，这是极其可怕的。比如退休两年后，张阿姨和老伴搬到了儿子居住的城市，他们买了新房、转了医保，养老金也相当可观，准备在这里安度晚年、享享清福。令大家意想不到的是，张阿姨刚来不久就变得闷闷不乐、郁郁寡欢，人也瘦了 20 斤。原来她患上了轻度抑郁症，因为人生地不熟，再加上儿女探望较少，张阿姨开始变得焦躁不安、忧虑重重。明确病因后，儿子开始增加探望父母的次数，周末一起吃饭、午后一起散步、假期一起逛街。不出一个月，张阿姨的病情就得到明显缓解，精神也好了许多。

焦虑在引发上述症状的同时，还会使人对社交活动心生恐惧。与正常人相比，焦虑的人更在意自己的言谈举止，也更在乎别人对自己的看法、评论。在社交活动中，他们极易产生紧张、慌乱、害怕的情绪，表现为内向孤僻、沉默寡言、回避他人，特别是面对异性、长辈、领导时更是如此。长此以往，自卑、压抑、焦虑的情绪就会在其心中滋生蔓延，他们通常会构建一个虚拟的世界，在里面与周围的人发生爱恨情仇，最终引发社交恐惧症。比如大学生小孙是一位精干帅气的小伙，成绩优秀、乐于助人，深得班里女生的喜欢。随着时间推移，他也渐渐喜欢上班花小美，两人互生爱意、彼此倾慕。但他每次见到小美时都特别紧张，不仅心跳加速、脸色变红，两只手也不知该放哪里。大部分时间，他们都是通过微信彼此联系，不像其他情侣那样花前月下、卿卿我我。一次，小美向他埋怨："你看看其他女生的男友，人家都是在女生宿舍门口等着去吃饭、上自习，而你却从不主动约我！"听到这番话，小孙心里不是滋味，决定尝试一次。第二天中午，他手捧鲜花来到女生宿舍门口，准备同小美一起去逛街。当走到女生宿舍门口时，他竟然神情慌张、心慌意乱、忐忑不安，脑海中不停重复着"小美怎么还不下来，她是不是不喜欢我？""要是小美不接受我送的鲜花，岂不是很丢人？""如果小美的父母不看好我，我该怎么办？"等想法。正当小美踏出大门的那一刻，内心几近崩溃的小孙扔掉鲜花、转身就跑。与此同时，小美的眼泪也夺眶而出……

对于心中的焦虑，我们应该如何化解呢？正如法国著名作家拉罗什富科所言："智者的坚定不过是把焦虑深藏于心的艺术。"换言之，焦虑人皆有之，关键是看你如何面对它，掌握正确的方法很重要：第一，呼吸法。当我们心生焦虑时，呼吸就会暂停或者加快，并直接影响我们心跳的速率。这时候，我们可以通过鼻子进行一次缓慢而又轻松的呼吸，先深吸一口气，持续五秒左右，然后屏住这口气，持续三秒左右，最后噘起嘴唇，轻松地呼气，持续七秒左右，并重复呼吸十到二十次。该方法可以有效调整我们身体里的二氧化碳水平，以安抚我们焦虑的心情；第二，运动法。当我们心生焦虑时，体内的肾上腺素就会迅速升高，而运动可以消耗肾上腺素，从而有效缓解焦虑。因此，我们要尽可能选择有氧运动，比如跑步、快走、游泳、骑车、登山等都是不错的选择。此外，运动还可以使我们紧张的身体得到放松，促使体内释放能够改善情绪的多肽，进一步改善我们的情绪；第三，释放法。我们内心的焦虑并不是无故产生的，它来自不同的人或物。当然，我们不能刻意压制心中的焦虑，妥当地释放也是消除焦虑、缓解压力的不错选择。对此，你可以在房间里大声喊叫，也可以对着镜子大哭一场，甚至在床上摔打你的枕头。总而言之，焦虑是我们每个人都无法避免的，也是我们每个人所必须面对的。"解铃还须系铃人"，如果我们能够鼓足勇气、心存正念，从根本上解决自己所担心的事情、克服自身所存在的问题，或许焦虑这个"心魔"就会荡然无存、瓦解冰消。

第四节　直面心中的恐惧

不可否认，我们很多人的内心深处都隐藏着一个"怕"字，即心理学中所说的恐惧，比如怕考试分数不理想、怕职称评审不通过、怕演讲比赛不顺利等。美国总统罗斯福曾说："我们唯一应该惧怕的东西就是恐惧本身。"换言之，我们所惧怕的并非自己将要面对的事物，而是在此过程中产生的内心恐惧。其实，对于一些未知的东西，我们内心会自发产生一种莫名其妙、无法言状的恐惧，一旦我们靠近它、揣摩它、了解它时，恐惧就会瞬间消失，代之以欣喜的感觉。当然，恐惧是一种具有负面能量的情绪，如果此种情绪在我们内心中持续过久，就会破坏情绪的信号功能和调节功能，引发生理疾病和心理问题。

"二战"期间，德国科学家曾做过一项实验，检验恐惧心理对人体健康的影响和危害。为此，他们从当时臭名昭著的奥斯维辛集中营里揪出一名苏联战俘，该战俘刚被送进集中营，不仅身体健康，而且心理素质过硬。实验之前，科学家对他说："奉元首命令，我们现在要对你做一项实验，就是在你的手腕上划开一个口子，然后让你身上的血液慢慢流尽。整个实验过程不会太痛苦，请你配合我们！"话音未落，苏联战俘便竭力呼喊、拼命挣扎，但马上被德国党卫军蒙住双眼、捆住手脚，死死地绑在实验台上。科学家首先在他的手腕处放置了一个玻璃吊瓶，吊瓶里的水跟人体血液的温度相差无几，并把吊瓶管子的一端绑在他的手腕上方。除此之外，科学家还在实验台的下方放置了一个铁桶。做完这些准备后，科学家用一块极薄的冰片在他的手腕上轻轻地划了一下，被划的皮肤完好无损，没有任何出血的迹象。与此同时，科学家立刻打开吊瓶的开关，让水顺着他的手腕慢慢往下流。不一会儿，滴答滴答的声音就回响在实验室里，苏联战俘开始紧张，面部扭曲、四肢蜷缩、浑身冒汗，一小时后，他就停止了呼吸……

　　毫无疑问，苏联战俘死于自身的恐惧中，而这种恐惧来自德国科学家为其设定的特殊场景。实验之前，科学家就向他告知实验的内容和目的，那就是"放尽你体内的所有血液"。在他看来，这与枪毙、绞刑、斩首等死亡方式没有任何区别，并且它持续的时间更久，经历异常痛苦。这时候，他内心的恐惧在瞬间达到最高值，理性思维很快被紧张情绪所取代，即便科学家用冰片模仿利刃、用温水替代血液、用声音迷惑他的感官，他至死也坚信自己的血液正在一滴一滴地流尽。由此可知，恐惧的确是一种充满负面能量的情绪，它能够让人在短时间内失去理性、丧失勇气，陷入一种失魂落魄的心理环境中，严重干扰我们的行动力、急剧降低人体的免疫力，甚至夺走宝贵的生命。恐惧的危害如此之大，它究竟来自何处呢？

　　对人类而言，恐惧由来已久，一方面来自我们对外界的未知与陌生，我们为此进行了无穷的探索和有益的实践。在原始社会，我们树立图腾、修炼巫术、传播宗教，试图解释刮风、下雨、雷鸣、闪电等自然界现象。随着科学家对客观规律的发现、哲学家对终极关怀的解释、医学家对人体的解剖，工业文明、科技进步接踵而至、纷至沓来，我们上天揽月、下海捉鳌，成为地球上的主导者。可即便如此，我们仍心存恐惧，诸如癌症、地震、战争等问题如同梦魇一样无时无刻不困扰着人类；另一方面恐惧来自人类自身与生俱来的恐惧基因。这是我们自我保护的本能，当我们面对山崩地裂的地震、熊熊燃烧的烈火、滚滚而来的洪水，恐惧一定会在我们心中瞬间产生，进而采取某种自我保护的行动。试想一下，如果我们的祖先在面对上述危险时，没有心生恐惧、转身逃走，而是毫无畏惧、原地徘徊，想必也就没有今天人类的生生不息、欣欣向荣了。

由上可知，恐惧这种负面情绪将伴随人类终身，我们能做的就是直面心中的恐惧。在现代社会中，因恐惧而产生的心理障碍严重困扰着我们，许多人往往会害怕一些微不足道、无足轻重的东西，比如爬行的蟑螂、弯曲的井绳、惊悚的画面等。究其原因，主要是因为心理学上的"被告知经历"，这是一种来自父母、老师、朋友口中的"恐惧"，比如吃人的老虎、害人的魔鬼、杀人的凶手等。即便我们从未见过这些东西，但听完他人绘声绘色的描述后，老虎便成为我们害怕的动物，魔鬼便成为我们恐惧的对象，凶手便成为我们回避的字眼。除此以外，心理学上的"替代经历"也是原因之一。对此，我们列举一个形象且生动的事例，那就是打防疫针。这是我们每个人都曾经历过的，彼时的自己往往会浑身发抖、号啕大哭，或许这跟肉体疼痛有着直接关系，但在此之前我们从未接触过针头，当我们在父母的陪伴下依次排队时，害怕的情绪早已跃然心中，因为我们看到了其他小朋友的哭哭啼啼、声嘶力竭，受其情绪感染而心生恐惧。不管护士阿姨的技术如何娴熟，不论父母双亲的关怀如何备至，我们都会选择哭天喊地、歇斯底里，向他人展示自己的委屈和痛苦。在揭示恐惧的原因之后，我们要做的就是直面恐惧。其实，恐惧和勇敢只差一步，只要我们敢于尝试、迈出这一步，心中的阴影面积就会逐渐缩小，直至归零。

小明是一个性格腼腆、不善言辞的男孩，刚上大学的他与意气风发、神采飞扬的同龄人相比，显得格外的黯淡无光、微不足道。他身材矮小，不能驰骋绿茵球场；他外表土气，无法吸引女生目光；他成绩一般，难以得到老师青睐。一次，小明因为一点小事情与同学发生争执，进而拳脚相加、大打出手，瘦弱的他没有占得半点便宜，反而被对方打得鼻青脸肿、叫苦不迭。回到宿舍后，他大哭了一场，随后决定要改变自己，不能再胆小怕事、懦弱胆怯。为此，他想出了一个办法，在笔记本上列了一份"恐惧清单"，包括参加一次足球比赛、主动和前桌的女生说话、回答老师提出的问题等。第二天，从未踢过足球的他一大早就出现在绿茵场上，班里的同学起初有些诧异，但随即报以不屑，问道："你来这里干什么，是要踢球吗？"小明回答说："没错，我就是要踢球！"就这样，他开始了自己人生中的第一次足球比赛，没想到瘦弱的他体力竟然出奇的好，频繁地跑动、来回地穿插、精准地抢断，为球队获胜奠定了基础；第三天，看到女生就脸红的他一大早就出现在自习室中，前桌女生的背影像一座无法逾越的大山横亘在那里，显得庄严却又亲切，小明定了定神，轻轻拍了一下她，笑着说："昨天的笔记可以借我看一下吗？"女生有点吃惊，但很快就把笔记递给了他，笑着说："没事的，你看吧！"这是女生第一次冲自己笑，整个上午，小明都沉浸在她的笑容里；第四天，不曾在课堂上主动回答任何问题的他一大早便端坐在教室里。上课不一会儿，老师就问："谁能回答这个问题啊？"话音未落，小明就举起了自己的右手，老师立刻说："小明，你来回答吧！"站起来后，他才发现自己一直在想事情，没有听清老师的问题。这时候，前桌女生用手指点书本上的一段话，他照着读了一遍，老师说："回答正确，请坐！"并对他投来赞许的目光……

没过多久，小明就发现自己的生活开始发生变化，那些曾让自己害怕的事情，反倒成为自己喜欢的事情。班里的球队开始邀请他参加比赛，前桌的女生总是对着他轻声说话，学院的老师频繁提问他相关问题，就连那个跟他打架的同学也主动向自己示好。小明终于明白，表面上自己恐惧的是球场上运动时出丑、男女相处中的害羞、答错问题时的尴尬，但真正的问题是恐惧本身，只要打消畏惧、勇敢尝试，自己就一定能战胜心中的恐惧。我们认为，战胜恐惧的办法就是直面恐惧，只得将恐惧本身抛于脑后，勇敢去尝试让自己恐惧的事物，恐惧的心理就会烟消云散、荡然无存。当然，这种意识和想法不是与生俱来、一蹴而就的，而是一种从无到有、不断升华的过程，需要自己不忘初心、砥砺前行，只要自己勇敢迈出第一步，我们就会重拾勇气、重树信心、重聚力量，直面恐惧、战胜恐惧的能力就会不断提高。

第五节　努力战胜自卑情绪

　　法国文艺复兴时期的思想家蒙田曾说："憎恨自己和轻视自己是人类特有的疾病。"由此可知，自恨与自卑是人类特有的心理疾病，它们或将伴随我们终生。对于自恨，我们暂且不谈，因为并非每个人都会憎恨自己；但对于自卑，我们无法回避，因为现实中每个人都会轻视自己。众所周知，自卑是一种消极、悲观、颓废的自我评价，是个体认为自身某些方面不如他人而产生的不良情绪。那么，自卑是一种什么状态呢？自卑的人往往看不起自己，觉得他人远远胜过自己，长此以往会变得颓废消沉、悲观无助，严重缺乏上进心和进取心。如果我们被自卑所控制，不仅精神世界难以宁静，而且聪明才智无法发挥，甚至身体健康每况愈下。总之，自卑情绪，人皆有之。一旦深陷其中，必定创巨痛深、苦不堪言。因此，我们应该努力战胜自卑情绪。

　　某知名节目的主持人因为节目的走红给大家留下了深刻印象。她通常穿着有特色的中式服装，虽然并不鲜艳，却有一种无法抑制的热情。随着话题的不断涌现，她原本低回婉转的声音开始变得高亢明亮，观众也开始为其所吸引，目不转睛、如醉如痴。谁承想，她这个光鲜亮丽、引人注目的公众人物也曾自卑过。不可否认，处于青春期的女孩都会心存烦恼、伤感甚至痛苦的情绪，与其他女孩成绩不佳、长相不美、个头不高等自卑理由不同，她的理由则是肥胖。对此，她曾长期为自己的体型而感到自卑，这种情绪贯穿她由小学升入中学再到大学毕业。平心而论，小时候的她确实比其他孩子要胖，但幼年的她尚不知自己与他人有何不同。升入初中后，经过她身边的人常常会忍不住地说："这孩子长得可真胖啊！"第一次听到这话，她的心里十分难受，恨不得挨着墙根走。时间一长，强烈的戒备心理在其心中滋生，她开始学会如何对付他人。

一次，她在学校食堂排队打饭，身后的一名男生发难说："你一顿得吃几斤啊？"话音刚落，她便气愤地回应："我一顿吃两斤，这下你知道了吧？"该男生知道对方正在气头上，不敢再搭腔。还有一次，她外出逛街，身后的几个中年男子看着她说："这女生跟日本的相扑选手一样！"听到这话，她心里特别气愤，自己并没有招惹他们，凭什么要侮辱自己？她偏不受这口气，走到那些人的面前，狠狠盯着他们。看到这一幕，几个中年男子害怕了，一溜烟全跑了。在他人眼中，彼时的她似乎刀枪不入、百毒不侵，可心中的自卑情绪仍无时无刻不在笼罩着自己。上课时，看着前面全神贯注的女同学，她心想："我要是像她这么瘦，该多好啊？"下课后，看着操场上嬉笑玩闹的女同学，她心想："我要是像她这么快乐，该多好啊？"

在校期间，她的文化课成绩一直很好，特别是语文、历史、地理、政治这四门课程，总是出类拔萃、名列前茅。但她的体育成绩从未好过，甚至鲜有及格的时候。从初中开始她就不敢上体育课，因为上课需要跑步，虽然她跑起来一点也不慢，可她总是在想自己的跑步姿势会因肥胖而变得奇丑无比，会引起其他同学的笑话。对此，她选择了逃避，想尽一切办法不上体育课，即便老师把她喊到操场，她也是站在一边看着同学们活动，自己绝对不会动一下。大学毕业时，因为体育成绩没有达标，她差点拿不到毕业证，只得求助体育老师。看到她来找自己，老师略带怨气地说："你一直拒绝跑步，我怎么能让你达标呢？哪怕你象征性地跑一下，我也会给你及格的，现在体育考试都结束了，我该如何给你打分啊？"这时候，她开始流眼泪，没有人能够理解自己因为肥胖就不上体育课，善良的老师最终还是给了她一个达标的成绩。

为了摆脱肥胖给自己带来的烦恼，她开始减肥，不知吃了多少苦、受了多少累，但没有丝毫作用。她变得绝望，心想自己难道要一辈子都活在肥胖的阴影中吗？因为肥胖，她开始封闭自己，除了三两知己，很少与人交往沟通；因为自卑，她开始遮盖自己，只搭配黑灰颜色，从不穿亮色服装。一天，闺密在街上看到一个穿着白色套装的胖男孩，显得非常帅气、特别精干，便把他领到她家，大声说："你也可以穿亮色衣服啦！"看到好友这般热心，她瞬间感动，肥胖带来的压力也突然减轻。自此以后，她开始把精力投入到读书和交际中，她不再像以前那样畏首畏尾、谨慎小心，开始变得果敢自信、豁达开朗。现在她虽然还在为衣服发愁，但她敢于尝试任何颜色的衣服，那个曾经沉闷、灰暗的自己早已远去。

著名作家李碧华曾说："坚强是武装的自卑。"换言之，坚强是一种掩饰自卑的武装。故事中，女主持人因为肥胖而选择坚强，这恰是其掩饰自卑、保护自己的表现。毋庸置疑，肥胖是导致她自卑的直接原因，如果她衣宽带松、窈窕淑女的话，想必那些烦恼和忧愁早就烟消云散、一去不返。俄国作家列夫·托尔斯泰曾说："幸福的家庭都是相似的，不幸的家庭各有各的不幸。"现实中，每个人都是自卑的俘虏，原因虽然各有不同，但可归纳为以下两个方面：

一方面，内部原因。自然界中的所有生物均具有攻击性，即便是小小的蚂蚁也不例外。此种攻击性是我们自卑的内部原因，表现为在心理和行为上与他人的比较，这种比较虽然可以被分为主动比较和被动比较，但其本质上仍属于主动比较。也就是说，除非你愿意，否则与他人的比较就不会成立。一旦你主动比较，竞争就会随之产生，内心潜在的攻击性呼之欲出。现代社会，这种攻击性的内部原因似乎成为自卑的主因，当我们感觉相貌、学历、家庭等不如他人的时候，自卑便适时出现。

另一方面，外部原因。心理学家认为，竞争并非生物的本能，而是文化环境相互作用的结果。没有对比就没有伤害，当我们从小被要求与"隔壁家的孩子""别人家的孩子""邻居家的孩子"相比较时，自卑的种子便在心中生根发芽，特别是在与成年人比较的过程中，那种技不如人、贵人贱己、自愧不如的状态会固着于心，最终形成自卑。需要注意的是，这种自卑并不会随着年龄的增长而削弱，相反会越发强烈，逐步形成对他人的嫉妒和对自己的欺骗，进而激发内心潜在的攻击性。当然，此种攻击是在自卑者内心中完成的，通常表现为自责内疚、压抑烦躁、恐惧焦虑。

荷兰哲学家斯宾诺莎曾说："由于痛苦而将自己看得太低就是自卑。"由此可知，自卑者的内心一定是痛苦万分的，因为卑己尊人的扭曲心理和妄自菲薄的偏激意识正严重影响其身心健康。对此，我们可以借鉴以下方法，从而战胜自卑情绪：第一，正视不足。基于家庭教育、现实因素、社会环境、个人禀赋的差异，进而成就我们各自不同的人生与道路，也给自身带来相貌、学历、财富等方面的不足。不可否认，这些不足的确会导致我们忧愁、焦虑甚至恐惧，但绝非自卑的理由与借口。对此，我们应该正视自身不足，以正确的态度和积极的心理去应对，绝不能让"破罐子破摔"的负面情绪主导自己；第二，挖掘优点。美国总统林肯曾说："我的生活经验使我深信，没有缺点的人往往优点也很少。"由此可知，存在缺点的人通常优点也不少，这丝毫不受自身看法与外部环境的影响。但在自卑者眼中，他们往往刻意放大缺点，对优点熟视无睹、漠不关心，最终形成心理学中的顽疾——自卑症。对此，我们应该挖掘自身优点，并通过自己的努力最大限度地发挥其作用；第三，放弃比较。印度哲学大师奥修曾说："玫瑰就是玫瑰，莲花就是莲花，只要去看，不要去比较。"由此可知，一味地比较极易动摇我们的信念、改变我们的初衷、摧毁我们的毅力。而比较的结果，无非是自卑或自傲两个极端，但终归使人流于平庸。对此，我们应该放弃比较，专心致志、全神贯注地做好自己；第四，提升实力。西汉史学家司马迁有云："毛羽未成，不可高飞。"意思是如果鸟儿的羽毛还没有长丰满，就不可能凌空翱翔。诚然，如果一个人的实力还不够强大，也不可能展翅翱翔。现实中，实力不足的确是引发自卑情绪的重要原因。对此，我们应该提升实力，从根本上克服并消除自卑情绪。

第三章
CHAPTER 3

构建良好的人际关系

　　毫无疑问，人脉的重要性不言而喻，我们彼此应诚心相待，细心呵护、用心经营人脉，避免出现"人到用时方恨少，事非经过不知难"的情况。

第一节　认真经营你的人脉

"一个篱笆三个桩，一个好汉三个帮"，一个人能否成功，不在于你知道什么，而在于你认识哪些人，手机通讯录便是最好的证明。如果你是一名企业家，手机通讯录中存储着许多商界大佬的手机号码，你平日里嘘寒问暖、不时问候，深得他们的青睐，你的业务定会有增无减、蓬勃发展；如果你是一名公务员，手机通讯录中存储着许多政界精英的手机号码，平日里请示汇报、关怀备至，深得他们的器重，你的事业定会得贵人相助、步步升迁；如果你是一名教书匠，手机通讯录中存储着许多学术大家的手机号码，平日里虚心请教、体贴入微，深得他们的赏识，你的知识定会日积月累、造诣颇深。毫无疑问，人脉的重要性不言而喻，我们彼此应诚心相待，细心呵护、用心经营人脉，避免出现"人到用时方恨少，事非经过不知难"的情况。

从前，有一只狐狸惊慌失措地跑进附近村中，它气喘吁吁、头晕目眩、四肢无力。枝头上的乌鸦看到了它，便问道："狐狸啊，你的样子如此狼狈，究竟发生了什么事情？"狐狸无奈地说："昨晚我偷吃了猎人家的小母鸡，他正带着一群猎狗发疯似的追我！"乌鸦听了心急地大叫："你赶快去村东头放羊大爷家躲一躲吧，他人最好，一定会收留你的！"

未等乌鸦的话说完，狐狸便说："不行！前天晚上我偷吃了他家的小羊羔，他这会儿正恨我呢，巴不得剥了我的皮，我不敢去他家里……"乌鸦想了想说："没关系，你可以去村西头砍柴大叔家躲一躲，他人不坏，一定会收留你的！"狐狸却说："砍柴大叔？也不行，大前天晚上我偷吃了他家的小鹌鹑，他这会儿也恨我呢，巴不得砍了我的头，我不敢去他家里……"乌鸦又说："不要怕，你可以去村北边养猪大婶家躲一躲，她人善良，一定会收留你的！"狐狸小声地说："养猪大婶？还不行，上周日晚上我偷吃了她家的小猪仔，她的怒气还没消，巴不得打断我的腿，我不敢去她家里……"乌鸦还说："这样吧，你可以去村南边养鸟小妹家躲一躲，她人不错，一定会收留你的！"狐狸尴尬地说："养鸟小妹？更不行，上个月晚上我偷吃了她家的金丝雀，她的怨气还在呢，巴不得剁掉我的尾巴，我不敢去她家里……"乌鸦无可奈何地说："难道村里就没有你可以寻求帮助的人了吗？"狐狸说："我平日里都把他们得罪完了，他们怎么会收留我呢？"听到这里，乌鸦摇着头说："唉，那就没有办法了，我也救不了你啦！"不一会儿，猎人就带着猎狗把狐狸给抓住了，狐狸哀号了一声便被猎狗咬断了脖子。

　　故事中的狐狸，平日里为非作歹、恶贯满盈，得罪了村里很多人。当它被猎狗追杀时，竟没有人会收留它，终尝到自己亲酿的苦果。毫无疑问，这故事纯属虚构，因为偷鸡摸羊、掏蛋吃鸟本来就是狐狸的天性，得罪村里人是它命中注定。但这个故事却告诉我们一个深刻的道理，人脉是我们每个人不可或缺的资源和条件。"三十年河东，三十年河西"，每个人的一生都不可能一直春风得意、一帆风顺，天灾人祸、挫折坎坷难免会遇到。如果平日里你做足了"人脉功课"，对他人仗义执言、排忧解难、锦上添花，当你遇到难处时，"人脉功课"便会反哺于你，他人也会拔刀相助、雪中送炭。人脉是帮助我们渡过难关的外部力量，是帮助我们重拾信心的有力保障。明白这个道理后，你是不是摩拳擦掌、跃跃欲试，打算好好经营自己的人脉呢？闲暇无事，跟三两好友畅聊一番；节日休假，同亲朋好友一醉方休。这样一来，你的人脉就会建立起来吗？殊不知，这些所谓的"人脉"并不会成为你有效的资源，无法为我们的人生冲云破雾、遮风挡雨、架桥铺路。

高中毕业后，小张顺利地考入北京一所大学，临行前，父亲告诉他："你一个人在北京，无亲无故，凡事只能靠自己，一定要多交朋友！"上大学后，小张酷爱社交，报名参加了五个学校社团，只要一有活动，他都会参加。小张很喜欢存他人的电话号码，曾几何时，他把留下别人电话的数量当成炫耀的资本。但小张也有自己的苦恼，尽管他待人热情、对人诚恳、做事认真，却总是被忽略，社团那些学生干部只有找人打杂时才会想起他，虽然很多场合都有他的存在，但他永远不是中心，其他人也不愿跟他交朋友。一次，学院王老师让他去办公室，小张跟他聊了很久，但没有深聊，仅仅是表面、肤浅地交流了一下，但王老师告诉他自己是专门负责学院学生入党工作的。小张听得很认真，临走前存下了他的电话号码，还在放寒假前送来两袋苹果。不久，入党心切的小张便开始写申请书，但不知哪里有模板可用，便发短信咨询王老师，王老师却冷冷地回复道："我没空！"自那以后，小张似乎明白些什么，不再参加社团活动，也不再主动存别人的电话号码，而是天天泡在图书馆里复习考研。几年后，博士毕业的小张留校工作，成为一名教数学的大学老师。一个深夜，小张接到王老师的电话，他笑嘻嘻地寒暄了几句，便很快聊到了正题，恳请小张为自己的孩子补补数学。那段时间正是小张最忙的时候，他每天都在上课，白天劳累困顿，晚上晕头转向，他不假思索地说道："我最近比较忙，等我有时间了告诉你！"当然，小张最后也没有联系王老师，因为他自己最近真的很累……

　　小张的故事或许是我们很多人所曾经历的，它阐释了一个浅显却又深刻的道理，那就是果断放弃无用社交，不断提升自己。换言之，当你还没有足够强大、足够优秀时，不要花太多宝贵的时间去社交，而是要提升自己的实力，待自己变得足够强大、足够优秀时，你便可轻松自如地通过社交去建立人脉，因为人类社交的本质是"礼尚往来"，或许我们不曾发觉，但在每个人幼年时便是如此。心理学家曾对幼儿园的孩子进行研究，发现玩具最多的孩子更容易被其他孩子当作朋友，但玩具最多的孩子却认为自己的朋友很少。假设幼儿园玩具最多的孩子是小明，其他孩子为了获得更多的玩具，必然更愿意跟他成为朋友，但小明却认为自己的朋友只有两个，一个是男孩小强，另一个则是女孩小丽。这是为何呢？在小明看来，小强从来都不抢自己的玩具，而是用他的跟自己分享；而小丽是班里最好看的女孩，自己不仅想跟她成为朋友，还愿意主动把玩具交给她。如此一来，其他孩子由于没有更多的玩具，就不能跟自己分享，就成为变相的"抢"，这是小明所不愿意的，也是他认为自己朋友少的根本原因。尽管我们很多人都不愿承认所谓的"人脉"是一种"礼尚往来"，但如果我们不够强大、不够优秀，我们在与他人交往时，就会成为他人眼中的"资源索取者""麻烦制造者""困难生产者"，就会成为他人的烦恼、负担和累赘。

　　那么，我们是不是应该放弃所有社交，收起心、低下头、闭上嘴去专心提升自己？我们认为，这纯属因噎废食、削足适履、剖腹藏珠。面对情深义重的朋友，难道你要利尽交疏、不即不离？面对关怀备至的师长，难道你要敬而远之、不闻不问？面对情投意合的姑娘，难道你要恩断义绝、不管不顾？司马迁在《史记》中曾说："一死一生，乃知交情。一贫一富，乃知交态。一贵一贱，交情乃见。"虽然我们都有不顾生死、不论贫富、不分贵贱的三两知己，但他们确实为数不多，社会上的其他人才是我们社交对象中的大多数。因此，掌握一定的社交方法是我们认真经营人脉的必然选择。

第一，提升自己。你的人脉即是你自己，无论何时都不能忘记提升自己，这样你才能与更多优秀的人同处一个平台，彼此间才能志同道合、相见恨晚、惺惺相惜。因此，提升你自己不仅是建立有效人脉的基础，也是带你走向成功的前提。

第二，联系他人。不可否认，因为生活习惯、家庭背景、从事行业、社交范围、价值观念的不同，曾经那些情同手足、亲密无间的朋友正渐行渐远、形同陌路，但我们不能以此为理由、借口而任其消逝。对此，一个短信、一句祝福、一通电话会再次拉近彼此间的距离、感受彼此间的温暖，这是经营人脉最简单的方法，或许会给你带来意外惊喜。

第三，帮助他人。"锦上添花易，雪中送炭难"，他人向自己提出的问题、困难往往都比较棘手，但这是其深思熟虑、考量再三的结果。对此，你也许会瞻前顾后、捉襟见肘、面露难色，但帮助他人也是帮助自己，一旦你帮助他人，他就会对你心存感激、感恩不尽，人脉也因为你的帮助随之建立。总而言之，人脉需要我们认真经营，这样的人脉才是有效用、有价值、有意义的。

第二节　朋友间应保持适度距离

刺猬是一种全身披着刺的哺乳动物，结群而居、自成一体。每当天气变得寒冷时，它们就冻得全身发抖，只得靠在一起相互取暖。你会发现一个有趣的现象，那就是它们始终保持适度的距离。如果靠得太近，身上的刺会扎伤彼此；如果离得太远，却又达不到相互取暖的效果。就这样，它们反反复复地聚了分、分了聚，在挨冻与受伤之间不断地挣扎，终于找到一个适度的距离，即能互相取暖，又不扎伤彼此，这便是心理学上的"刺猬定律"。刺猬尚且如此，我们人类也不例外。保持适度距离是人际关系的自然属性，如果两个人之间没有丝毫距离，他们便难以成为关系要好的朋友。因此，人与人之间的交往并非越密切越好，如果不注意把握分寸、拿捏尺度，自己的人际关系就会产生麻烦、带来问题、出现危机。

高中毕业后，挣钱心切的小孙来到一家快递公司工作。他热情豪爽、吃苦耐劳、乐于助人，三个月的实习期还未满，王经理就决定留下他。一天，小孙正在库房里分拣包裹，王经理派人把他叫到自己的办公室说："小孙啊，我最近观察了你很久，感觉你确实不错！虽然你文化程度不高，但兢兢业业、任劳任怨，公司决定留下你了……"小孙瞠目结舌、一脸茫然，半天说不出话来。"难道你不愿意在这里工作吗？"王经理的话让他缓过神儿来。小孙大声说："王经理，我愿意，我当然愿意！"他一把握住王经理的双手，久久不肯放开。"快去工作吧，你手劲儿可真大，都把我弄疼了！"小孙憨笑了一声，冲出办公室跑向库房。从此以后，小孙工作更加卖力，为公司创造了不俗的业绩，他跟王经理的关系也越来越近，两人常常推杯换盏、觥筹交错，可谓亲密无间、形影不离。随着时间的推移，王经理却发现小孙越来越不守规矩，甚至有点过分。一次，他发现抽屉里的一条香烟被人拆开了，十盒香烟竟少了一半，自己原本想把它送给一个客户，这下却泡了汤。一会儿，小孙抽着烟来到办公室，王经理便问："你是不是拿了我五盒香烟啊？"小孙笑着说："兄弟见面，一人一半！我早上没烟抽，就来你办公室翻了翻，正好你抽屉里有一条香烟，我就拆开拿了……"听到这儿，王经理心里十分生气，特别想教育他一番，但又不想伤了和气，只得笑着说："这条香烟我原本另有打算，你未经我同意就拆开了，下不为例哦！"与之类似的情况可谓层出不穷、不一而足，王经理也都忍气吞声、委曲求全，但一件事情却让他火冒三丈、忍无可忍，两人的关系也从此走到尽头。原来小孙趁着王经理出差，自作主张与一个客户签订了长期快递服务合同，给公司带来不小的损失。在办公室里，王经理对小孙说："这次你闯了大祸，我不能再留你，你好自为之吧！"小孙刚要辩解，王经理早已转身摆手，示意他不要再说。看到这一幕，小孙眼含热泪，头也不回地跑出办公室。

众所周知，适度距离能够产生美。人与人之间存在着心理距离，只有保持适度距离，人们的交往才能正常进行。如果没有距离或者距离过短，就会像两只刺猬一样，给彼此带来伤害。故事中的小孙起初受到王经理的赏识得以留在公司，并因为工作的缘故同他成为好朋友，两人经常在一起吃饭喝酒。现实中，员工跟自己的上级成为朋友的情况可谓屈指可数、凤毛麟角，因为这模糊了朋友与上下级的界限，极易给工作造成干扰。可单纯的小孙并没有意识到这一点，不仅没有做到泾渭分明、恪守本分，反而还超越界限、喧宾夺主，未经同意偷拿香烟，自作主张签订合同。这些行为不仅伤害了王经理作为朋友的感情，而且还触动了王经理作为上级的底线，迫使其做出开除小孙的决定。自此以后，两人的友谊走到了尽头，这不禁让人唏嘘不已、感慨万千。

　　毫无疑问，朋友之间的友谊不同于家人之间的亲情，更不同于配偶之间的爱情。亲情和爱情有国家法律和道德伦理的约束和保障，而友谊却没有任何规范，全凭彼此之间的理解和包容。如果你仍无法理解，我们可以举一个生动且形象的例子。在一片贫瘠的土地上，生长着一株矢车菊和一棵马齿苋，它们是很好的朋友。每当天空放晴，它们就互致问候、相互寒暄，由于彼此的距离很远，每次都得扯着嗓子大声呼喊。随着时间的流逝，它们都把对方当成自己最知心的朋友，决定向彼此靠拢。就这样，矢车菊拼命向马齿苋的方向倾斜自己的花瓣，马齿苋则努力向矢车菊的方向扩散自己的枝叶，它们的距离变得越来越近，再不用扯着嗓子大声喊叫了。渐渐地，矢车菊发现自己难以沐浴阳光、吸收雨露，原来马齿苋的枝叶像一柄张开的大伞，挡住了阳光、遮住了雨露，自己开始慢慢枯萎起来。而马齿苋的情况也不太好，因为自己的枝叶过于茂盛，在一次暴风雨中折断了不少，自己变得光秃秃的。没过多久，它们就开始怨恨起对方。矢车菊认为马齿苋抢占了自己的阳光和雨露，导致自己枯萎；马齿苋则认为矢车菊的热情和邀请，致使自己受伤。没过多久，它们就朝着远离彼此的方向生长，原本一对好朋友也变成了陌路人。由此可知，如果朋友之间

的距离过短，彼此眼中的优点就会消失，缺点则会无限放大，势必给友谊
带来影响和破坏。

朋友之间保持适度距离绝非危言耸听、草木皆兵，而是存在着一定的
科学依据。著名的人类学家爱德华·霍尔曾对人际交往时的距离进行深入
研究，并提出相应的分类标准：第一，亲密距离，大概是 0 米至 0.45 米。
该距离是人们给最亲密和最爱的人所保留的私密空间，包括父母、子女和
配偶等。需要注意的是，该距离只属于一些亲密行为，比如亲吻、抚摸和
拥抱等。第二，个人距离，大概是 0.45 米至 1.22 米。该距离是人们在大多
数情况下与朋友交谈时的距离，在这个距离内进行的交往属于友好的非正
式社交。第三，社会距离，大概是 1.22 米至 3.66 米。该距离是大多数团
队成员和同事之间的交往距离，这个距离内的交往都比较友善，但也更为
正式；第四，公众距离，大概是 3.66 米以上。该距离是正式的人际交往距
离，但随着距离的不断增加，人际交往的成分将逐渐减少，甚至成为面向
公众的公开讲话。除此以外，人际交往时的距离还受到性别、年龄、身材、
肤色等因素的影响。如果一个未满 10 岁的儿童进入你的家中，你或许不会
感到惊异；但如果一名成年男子闯入你的家中，你一定会感到恐惧。因此，
适度距离不仅是人际交往的必然要求，也是确保友谊长青的基本保障。那
么，在人际交往中，我们在朋友间应该如何保持适度的距离呢？

一方面，认清自己的身份和位置。假设你跟自己的上级成为朋友，那
么你一定要认清自己的员工身份和下级位置，不要与领导过分亲昵、称兄
道弟、相处太久、口无遮拦。"伴君如伴虎"，虽然自己的上级并非真正
的老虎，可一旦你触动他的底线和原则，势必会给自己带来麻烦和危机，
上述故事中小孙的遭遇便是例子。在人际交往中，我们还应了解对方的身

份和位置，以便为彼此设定距离、为自己设定界限。如果你的朋友是一名政府官员，亲昵的举动最好不要出现；如果你的朋友是一名高校教师，戏谑的口气一定不要出现。总之，认清自己的身份和位置，是确保友谊之树长青的前提和基础。另一方面，寻找并保持适度距离。朋友之间，距离太近会影响友谊，距离太远则会失去友谊。因此，每个人都应找到自己同朋友之间最恰当的距离。"君子之交淡如水，小人之交甘如醴"，朋友之间的距离因彼此之间的文化背景、生活习惯、价值观念、周围环境的不同而长短不一。如果你们同为物流公司的快递小哥，勾肩搭背、胡吃海喝或许会是交际常态，因为你们之间的距离相对较短；可如果你们同为政府部门的中层干部，相视一笑、微微颔首可能会是日常写照，因为你们之间的距离相对较远。在寻得彼此间的适当距离后，保持该距离就成为友谊的关键，只要你恪守"己所不欲，勿施于人"的处世准则，彼此间的心理距离就一定会逐渐缩短。

第三节　原谅别人等于善待自己

古希腊哲学家伊壁鸠鲁曾说："所谓的快乐，是指身体的无痛苦和灵魂的无纷扰。"也就是说，身体健康、心情平静便是最大的快乐，这是我们朝思暮想、梦寐以求的东西。在大多数人的记忆中，天真无邪、生气勃勃的童年才是自己最快乐的时候，随着时间的不断推移，我们越发难以感受到快乐。有时候，我们甚至会羡慕婴儿，他们笑得爽快、哭得惨烈，但过后都会秒忘，不计较于心、不纠结于情，真可谓活得舒坦、过得开心。相反，看似成熟的我们却是锱铢必较、睚眦必报，记忆力好得惊人，仍能准确记住多年前的往事，比如某个人曾欺负过我、某个人曾冤枉过我、某个人曾骂过我等。这些事情，我们铭记于心、永生难忘，但你知道吗？不管你认为那个人多么可恶，很可能他早就把你忘了；不管你认为那个人做错什么，很可能他觉得你才是错的；不管你认为那个人多么伤你心，很可能他认为这就是理所应当。对此，你开始生气并在心里诅咒他，发誓这辈子都不会原谅他，甚至扬言要找机会报复他，可他却活得逍遥自在、过得无忧无虑，这究竟是在惩罚他人，还是在惩罚自己？

答案很明了，我们的不快乐源自对过去的历历在目、念念不忘、耿耿于怀。爱情里，你曾遇到过欺骗；友情中，你曾尝到过背叛；亲情下，你曾碰到过不解。假如对方无法改变，我们何不放过自己，选择原谅他人，最终善待自己。古语有云："以责人之心责己，则寡过；以恕己之心恕人，则全交。"意思是以要求别人的标准来要求自己就会少犯过错，以宽恕自己的心态去体谅别人就能多交朋友。换言之，我们要对自己严加要求，对别人多加体谅。对此，古人更是以身作则、率先垂范，为我们做出了榜样、树立了典型……

战国时期，强大的秦国常常欺侮他国，赵国也深受其害。"时势造英雄，乱世出豪杰"，舍人蔺相如在这时崭露头角、初露锋芒。他奉赵王之命出使秦国，不辱使命，完璧归赵，被封上大夫；又陪赵王同赴渑池会，使其免受秦王之辱，被封为上卿。蔺相如的机智和勇敢，不仅让赵王钦佩，更让秦王忌惮。一时间，秦国不敢再对赵国寻衅滋事、制造事端。当然，蔺相如从一介舍人成为当朝宰相，可谓春风得意、红光满面。这可气坏了老将军廉颇，他心想："我为赵国可谓是'枕戈泣血，九死一生'，功劳难道不比蔺相如大吗？他一介舍人，仅凭三寸不烂之舌，又有何本领？他官位竟比我还高！"他越想越不服气，怒气冲冲地说："我要是碰到蔺相如，一定要当面给他难堪，好好灭灭他的威风！"世间没有不透风的墙，廉颇的话很快便传到蔺相如的耳朵里，他立刻吩咐手下的人凡事都让着廉颇一点，千万不要与廉颇的人出现摩擦和争执。

有一次，蔺相如坐着马车去拜见赵王，正巧在街上遇到廉颇的马车，他当即叫马夫把车子赶进旁边的巷子里，等着廉颇过去后再走。看到主人这般窝囊，下人们不干了，说："主人，您的官位比他要高，他骂您，您还让着他，长此以往，他肯定会欺负到您的头上的！"蔺相如却笑着说："廉将军跟秦王相比，谁更厉害呢？"下人们回答道："当然是秦王更厉害！"蔺相如接着说："对啊，可秦王都忌惮我三分，难道我怕廉颇吗？现在秦国不敢对赵国造次，就是因为赵国文官武将一条心。我和廉颇好似赵国的两只老虎，如果我们相互攻讦、彼此指摘，定会隙出萧墙、祸从内起，秦国就会有机可乘、乘虚而入，赵国就离亡国不远了！"听完这番话，下人们颇为感动，以后见到廉颇手下的人，都谨慎小心、不敢疏忽。不知为何，蔺相如的这番话也很快就传到廉颇的耳朵里，他惭愧极了，趁着夜色，赤裸上身，背负荆条，直奔蔺府。看到廉颇出现在府中，下人们赶紧去通报主人，蔺相如没有穿鞋便出来迎接。廉颇此时跪在地上，双手捧着荆条，请求蔺相如鞭打自己。蔺相如非但没有鞭打他，还扔掉荆条，扶起廉颇，并给他穿好衣服，拉着他走向内室。两人从此便成为好朋友，他们一文一武、肝胆相照，鞠躬尽瘁、呕心沥血地辅佐赵王，在历史舞台上演出了一幕"将相和"，秦国自此更不敢欺侮赵国了。

法国作家雨果曾说："世界上最宽阔的是海洋，比海洋更宽阔的是天空，比天空更宽阔的是人的胸怀。"由此可知，胸怀宽广的人不仅能包容万物，还能与人为善，最终达成"化干戈为玉帛"的双赢结果。假设蔺相如鼠目寸光、小肚鸡肠，对廉颇百般计较、千般刁难，固若金汤、稳如磐石的赵国局面就会从内部被打破，秦国便可趁机侵犯赵国，攻城略地、烧杀掳掠。但历史不容有丝毫假设，正是蔺相如的宽容之心原谅了廉颇，使赵国在短期内未受到秦国的威胁。他的做法不仅善待了自己，还维护了国家利益，值得我们学习和借鉴。但我们猜想，面对廉颇咄咄逼人的态度和盛气凌人的架势，作为常人难免会针锋相对、迎头痛击，可蔺相如却选择原谅他，这或许跟赵国的艰难处境有关，迫使他违心做出选择。当然这仅是猜测而已，但从侧面揭示了一个道理，即原谅自己容易，原谅他人很难。现实中，有些智者豁达大度、宽宏大量，不仅原谅了他人，还善待了自己。

有一位白胡子老先生，他早年曾在村里教书，让其引以为豪的三尺讲台，后来却给他带来无尽苦难。二十世纪六十年代，他被人从教室里揪出来，带头的竟是自己的学生小强。老先生被迫写检查，他蹲在地上，就着油灯，文不加点，洋洋洒洒几大页。小强接过来一看，满纸皆是文言文，大字不识几个的他根本读不懂。小强顿时气急败坏、恼羞成怒，大声说："如果你还不交代问题，下场就跟这个碗一样！"说罢，他就将老先生吃饭的瓷碗摔碎在地，用脚猛地一踹，老先生跪倒在碗碴上，疼得几近昏死过去。那段时间里，老先生的身心饱受摧残，但他如同戈壁滩的胡杨顽强地生存下来，即便是在黎明前最黑暗的时刻，他也未曾放弃。当黑暗散尽、阳光普照，老先生的问题得到平反落实，他又回到村里教书，忙时教书育人，闲时勤习笔墨，将件件悲伤沉淀成缕缕墨香。

三十年河东、三十年河西，大字不识几个的小强竟培养出一个大学生，当自己的儿子收到大学录取通知书时，他却眉头紧蹙、愁容满面。高昂的学费让他犯了难，乡邻都知道他旧日习气，没有人愿意借钱给他。随着报到的日子一天天临近，小强忧虑重重、寝食难安，愁得病倒在炕上。老先生得知此事后，派家人把钱送过去。小强拉着儿子，跪倒在老先生面前，哭着说："老师，我有罪，我对不起您啊！"老先生却不卑不亢，轻声说道："我不想让孩子因交不起学费耽误上学，希望他以后会有出息，走出一条正道来。"但对于过去的事情，他只字未提。小强的儿子毕业后，自己开了家公司，为了感念老先生的恩德，他把挣来的钱拿出一部分资助村里的贫困学生。每逢春节，他都要打电话给老先生拜年。

著名音乐家福莱曾说："一个不肯原谅别人的人，就是不给自己留有余地，因为每一个人都有犯错需要别人原谅的时候。"诚然我们每个人都有犯错的时候，也都需要别人来原谅自己，即便故事中的老先生无欲无求、谨小慎微，但也没必要让自己对小强的仇恨填满内心。在作者看来，老先生恰是生活的智者，他经历过生活中的风和雨，早已悟得人生的苦与乐。最终，他选择原谅小强，等于善待自己，才能使生活充满一份宁静、一缕清香、一丝慰藉。倘若老先生奉行"以牙还牙，以血还血"的暴力哲学，让自己对小强的仇恨充斥心中，那他的生活便被愤怒、敌视、怨恨等负面情绪所包围，这对自己是一种难以忍受的折磨，因为他将长期生活在痛苦之中。庆幸的是，老先生并没有这么做，对于过往的事情，他选择了忘记；对于曾经的仇人，他选择了原谅；对于现在的自己，他选择了善待。

第四节　脸上始终保持微笑

如果你有幸前往法国巴黎，一定要去卢浮宫看看著名画家达·芬奇的旷世名作——《蒙娜丽莎的微笑》。这幅画不仅让游客们如痴如醉、流连忘返，还让学者们恋恋不舍、沉迷其中，潜心研究画中奥秘。这是为何？原来画中女子的神秘微笑才是吸引众人的关键所在。蒙娜丽莎是一名皮货商的妻子，彼时的她刚满 24 岁，却失去自己最心爱的女儿，时常悲哀抑郁、以泪洗面。为了让她面露笑容，达·芬奇想尽了各种办法，包括奏乐、唱歌、表演等。功夫不负有心人，一丝微笑终于从她的脸上掠过，这微笑虽然很微弱，但能从她的眉宇之间看出内心的愉悦。此外，她微翘的嘴角和舒展的脸庞还能让人感受到她的心情，悲恸却不失安详，哀伤却不失平静，完整体现了一种古代妇女的矜持和含蓄。正是由于蒙娜丽莎的微笑富有魅力，世人称其为"神秘的微笑"。不可否认，我们是上天最眷顾的宠儿，因此上天也把微笑赐予了我们，使它成为我们所拥有的特权。微笑是一种令人愉快的表情，在人际交往中发挥着重要作用，微笑可以瞬间缩短人与人之间的心理距离，甚至化解矛盾、解决问题、消除危机。

刘总是国内某知名公司的 CEO，繁忙的工作让他每日在城市间飞来飞去。一天，他像往常一样登上飞机，准备参加一个重要会议。起飞前，他让空姐为自己倒一杯水来服用降压药。空姐面带微笑地说："先生，为了安全起见，我必须等待飞机平稳飞行后才能给您倒水，请您稍等一会儿。"没过多久，飞机便准时起飞了，但空姐却把倒水的事情忘得一干二净。此时，刘总早已怫然不悦、怒不可遏，他按下座位上的呼叫按钮，再次把空姐叫到身边，大声说道："我真不知道你们公司为什么会选用你这样的人做空姐，我的水到现在还没有送来，难道你就这样对待乘客吗？"即便如此，空姐仍面带微笑地说："先生，实在对不起，这都是我的疏忽，对此我感到非常抱歉。"可刘总仍旧余怒未消、不依不饶，继续说道："难道一句抱歉就可以弥补你的疏忽吗？我不想和你说了，我一定要投诉你！"空姐稍微有点着急了，但她脸上始终带着微笑，表示愿意提供任何帮助，可刘总似乎铁了心要投诉她。

当飞机到达目的地上空后，刘总严肃地对空姐说："请把留言簿给我，我要在上面写几句话！"空姐虽然感到十分委屈，可还是把留言簿递给他，微笑着说："先生，请您再一次接受我最真诚的道歉。您要投诉我，我愿意接受，因为这本身就是我的错。"刘总看着她，没说任何话，而是认真快速地在留言簿上写东西。飞机落地后，他头也不回地离开了座位。空姐的眼泪都快流出来了，她想看看刘总究竟写了什么，打开留言簿后，她顿时惊呆了，这不是一封投诉信，而是一封表扬信，上面这样写道："你好，很抱歉发生这样不愉快的事情，但在整个过程中，你都保持着灿烂的微笑，当我看到你最后一次微笑时，我就已经下定决心把投诉信改为表扬信了，祝你工作顺利！"看完这些，空姐转悲为喜、破涕为笑，脸上的微笑越发灿烂……

毫无疑问，故事中的空姐确实在工作中出现了纰漏，致使刘总未能按时服用降压药，最终心生愤懑、勃然大怒。如此一来，刘总投诉她也是天经地义、人之常情。但事情却在这里出现了转机，空姐的微笑无疑给刘总留下了深刻且良好的印象，以至于刘总不再计较和追究她所犯下的错误，真可谓是"相逢一笑泯恩仇"。讲到这里，你或许会认为只有从事服务行业的人才需要脸上始终保持微笑。殊不知，这是一种浅显且片面的看法，有的人脸上时常保持微笑，但这绝不是说他现在特别高兴，相反这是他为达成某种社交目的而采取的方式，因为微笑能向其他人传递出各种有益的信号。当然，如果你知道微笑的价值所在，你的脸上也会始终保持微笑。那微笑究竟有哪些价值呢？

第一，赢得他人的信任。在人际交往中，微笑的人更容易赢得他人的信任，因为微笑是表示自身值得信任的强烈信号，他人会认为你更加外向、更为慷慨，愿意与你一同完成工作、开创事业。第二，获得对方谅解。人生在世，每个人都会出现过失、犯下错误。这时候，你可以报之以微笑，哪怕这微笑是出于抱歉的、无奈的、虚伪的，都会获得对方的谅解。第三，应对尴尬场面。你或许会忘记妻子的生日、孩子的假期、客户的名字，让自己处于尴尬的境地，但一个不经意的微笑就会使你脱离"困境"。第四，消除不良情绪。即便我们强颜欢笑、故作姿态，微笑仍然具有治愈心灵的作用。当不良情绪出现在我们的心中时，保持微笑是消除它的最佳选择。第五，带来更多财富。在服务行业，微笑的服务人员容易受到客户的信任和青睐，也容易获得更多的小费。当然，如果你的心情与面部的微笑长期不一致，也容易心生憔悴、身感倦怠。第六，保持身体健康。微笑是保持身体健康长寿的法宝，微笑的人比那些板着脸的人活得更久。二十世纪五十年代初，人们曾对棒球运动员进行拍照，若干年后发现笑着的人比没笑的人多活 7 年。第七，得到异性青睐。在男性看来，女性的微笑具有无穷的魅力。如果女性只与男性发生目光接触，她被搭讪的概率仅有 20%，如果增加一个微笑，概率便会增加到 60%。当然，与那些不苟言笑、严肃拘谨的男性相比，微笑的男性也更容易得到女性的青睐。

微笑对我们来说是大有裨益的，那在何种环境下我们会出现更多的微笑呢？美国神经科学家罗伯特·布诺温发现，人在群居环境下微笑的次数是独处环境下的 30 倍。也就是说，我们在与他人交往的过程中，会出现更多的微笑。当我们在独处环境中，大部分人都会选择自言自语，而不是面带笑容，微笑的次数甚至远远低于他们跟同性陌生人在一起时的次数。与此同时，微笑的次数还与人际关系有着密切联系，笑口常开的人通常拥有良好的人际关系，而不苟言笑的人，他的人际关系往往比较糟糕。总而言之，在群居环境下，你会出现更多微笑。如果你拥有良好的人际关系，你微笑的次数便更多、时间更长。然而很多人却无法做到这一点，给自己的人生带来缺陷和遗憾。

大李是国内一家知名企业的中层管理者，他气质优雅、风度翩翩，几乎具备了成功男士的全部优点。事业上，他有明确的人生目标，总是不断克服困难、挑战极限、超越自我；生活中，他有坚定的人生准则，一贯大步流星、雷厉风行、干脆利索；内心里，他有超俗的人生信条，始终严于律己、富有朝气、雄心勃勃。总之，与他交往的人都为拥有这样的一个好朋友而感到自豪和骄傲，但初次见到他的人却鲜有好感。在他那深沉、严峻的脸上，永远都是紧蹙的眉头、逼人的目光、闭合的嘴唇，即便在轻松的社交场合也是如此。虽然他在舞池中优美的舞姿令很多女士动心，但几乎没有人敢同他跳舞；即便他在酒桌上非凡的酒量让很多男性敬佩，但几乎没有人愿同他举杯。公司的女员工视其为豺狼虎豹，男员工则避之唯恐不及。在公司高层的推荐会上，大李原本认为自己胜券在握、水到渠成，肯定能当选为公司的总经理。待投票结果出来后，他却目瞪口呆、触目惊心，自认为在公司人缘还不错的他竟没有获得一票支持，这究竟是什么原因呢？在朋友的观察和提点下，大李发现自己的脸上几乎没有一丝笑容。事实上，大李也只是缺乏微笑而已，但这却事关成败、足以致命。

微笑是一种友好、一份宽容、一次接纳，它在瞬间就可以缩短彼此的心理距离，使人与人之间话语相投、心灵相通。带着微笑面对他人的人，通常更容易走进对方的内心。试想一下，你每天都板着一张脸，好似大家都欠着你什么。时间一久，即便对你心存好感的人也会心生疑虑、敬而远之；而那些对你心怀恶意的人更是落井下石、幸灾乐祸。难怪有人说微笑是成功者必备的气质和修养，它不仅为你开启了成功的大门，还使你的人生绚烂多彩、壮丽辉煌。

第五节　积极与他人进行沟通

　　随着生活节奏的加快、工作压力的增大，人与人之间的交往越发频繁。人际交往的开展有赖于彼此之间的沟通，在增进个体与社会联系的同时，它还有利于我们相互之间的合作。日本企业家松下幸之助曾说："伟大的事业需要一颗真诚的心与人沟通。"由此可知，沟通是成就伟大事业的必要条件，但很多人却并不知道沟通也是成就自己、愉悦他人的法宝。俄国作家列夫·托尔斯泰曾说："与人交谈一次，往往比多年闭门劳作更能启发心智。思想必定是在与人交往中产生的，而在孤独中进行加工和表达。"换言之，沟通是交换彼此想法和观点的桥梁，常常发挥着"听君一席话，胜读十年书"的作用，在某些时候还能化解矛盾、消除危机。

　　张师傅是一名理发师，他手艺好、嘴巴甜，深得小区住户们的欢迎，大家都愿意去他那理发。随着顾客的不断增多，年近六旬的他开始感到力不从心。为此，他特意从老家带来一个徒弟，忙时帮自己打下手，闲时跟自己学手艺。没过多久，徒弟就能够独自为顾客理发了。由于经验不足、手法粗糙，第一个顾客抱怨说："你的手艺还差你师傅很多，你把我的头发理得太长了！"徒弟出身乡村，平日沉默寡言、不苟言笑，对方的抱怨更让自己羞愧难当，只得低着头站在那里。这时候，张师傅走过来，笑着说："头发长，使您显得更为含蓄，这叫深藏不露、有容乃大，多符合您的身份啊！"听到这话，顾客脸上乐开了花，高兴地走了；当徒弟为第二个顾客理完发后，对方照着镜子说："你把我的头发剪得太短了！"徒弟无语，仍然低着头站在那里。张师傅笑着说："头发短，使您显得更为年轻，这叫红光满面、精神焕发，多符合您的气质啊！"听到这话，顾客脸上露出了笑容，开心地走了。

不一会儿，第三名顾客就上门了，徒弟不敢大意，小心翼翼地为其服务。当他吹干头发后，对方竟抱怨说："手艺倒是不错，可花费的时间也太长了吧？"徒弟一脸茫然，还是低着头站在那里。张师傅笑着说："时间长点很正常，慢工出细活嘛，如此才能对得起您的发型啊！"听到这话，顾客不好意思地笑了，推门便走；就在这时，第四名顾客也上门了，徒弟不再沉默，手忙脚乱地为其服务。当他擦净头发后，对方竟抱怨说："手艺倒是还行，但用的时间也太短了吧？"徒弟一脸愕然，依旧低着头站在那里。张师傅笑着说："时间短点也正常，效率是金钱嘛，如此才能对得起您的工作啊！"听到这话，顾客不置可否地笑了，起身告辞。

平心而论，这位徒弟的手艺确实很一般，要么把顾客的头发剪得太长或太短，要么花费的时间相差甚多。这直接引起顾客的不满，并发出牢骚和抱怨。幸好张师傅嘴巴活泛，三言两语就化解了顾客的责怪和怨言，这与徒弟无言以对的效果截然不同，沟通的力量在此一览无余。日本作家池田大作曾说："即使是面对开始时怀有敌意的人，只要自己怀着真实和诚意去接触，就一定能换来好意。"这里的"接触"其实就是沟通。面对那些对自己怀有敌意的人，只要你认真接触、诚挚沟通，虽然未必能换来好意，但此前的敌意一定能够在某种程度上得到降低。

与此同时，我们还应了解沟通的基本作用，具体包括：第一，信息传递。作为沟通最基本的功能，人们可以通过沟通来交换、传递信息，从而帮助自己做出决定，采取行动。现代社会，有效信息的价值要远胜于其他资源，沟通作为获取有效信息的重要途径和必备手段，正越发为人们所重视；第二，心理调节。沟通在缓解自身压力的同时，还能排解内心的孤独感。美国作家海明威曾说："每一个人都需要有人和他开诚布公地谈心。一个人尽管可以十分英勇，但他也可能十分孤独。"由此可知，积极与他人进行沟通能够确保自身的心理健康；第三，社会定位。社会是由个体组成的，社会心理的定位和形成有赖于沟通的进行，并最终决定自身的社会角色。比如当你刚步入小学时，老师会三番五次地强调课堂纪律。时间一久，小学生的社会心理和社会角色就会在你心中形成；第四，自我认知。唐太宗李世民有言："以铜为镜，可以正衣冠；以古为镜，可以知兴替；以人为镜，可以明得失。"由此可知，自我认知是沟通的重要功能，它能够使人明白自身的不足和缺点，从而实现全面的自我认知；第五，关系协调。沟通是关系协调的前提，也是人际交往的基础。人是群居动物，不能离开社会或者他人而独自生存。为此，我们应积极与他人进行沟通，以形成良好的人际关系。

现实中，很多人或许具备沟通的愿望和想法，但缺乏必要的沟通技巧，不仅难以实现有效沟通，甚至还会破坏人际关系。小梅是一家贸易公司的销售员，她待人随和，不喜欢争执，跟同事们的关系都相处得不错。不知为何，销售员小丽最近却总是跟她较劲，不是在同事面前指桑骂槐，就是在领导面前含沙射影，甚至在客户面前添油加醋。对此，小梅选择了忍耐和沉默，她认为所有事情都会随着时间的推移慢慢过去。没过多久，她却发现了不同和异样，同事不再像以前那么关怀她，领导不再像以前那么重视她，客户不再像以前那么亲近她。对此，小梅十分苦恼，茶不思、饭不想，人很快就瘦了一大圈。一天早上，她因为交通拥堵而上班迟到，当走进公司大门时竟听到小丽对自己说三道四、评头论足。"兔子急了也咬人"，小梅一气之下到公司王总那里告了小丽的状，领导对小丽批评教育了一番。看到她沮丧的样子，小梅心中的怨气终于得到释放。自那以后，两人成了绝对的冤家，形同陌路、一言不发。

不可否认，小梅的遭遇想必我们多数人都曾遇到过。凡事皆有因果，小丽对自己态度的转变应该引起小梅的重视和警觉，起码也应该留心是不是哪里出了问题。面对她咄咄逼人的态度和做法，小梅却只是一味地忍让与回避。"不在沉默中爆发，就在沉默中灭亡"，小梅虽然是老实人，但绝非没有底线，最终她到公司王总那里告了小丽的状。虽然领导为自己出了这口恶气，但她与小丽之间的"梁子"就此结下。毫无疑问，任何人都不愿意跟他人结怨，可误会和矛盾一旦处置不当，就会演变为危机。我们认为，小梅从一开始就应该放低姿态、沉下心来，主动与小丽进行沟通，通过互相交谈、交换看法、提出建议等方式消除危机。除此以外，公司王总在处置问题时也过于草率，不仅没有问清事情原委，而且也没有发挥调解作用，最终加剧了两人之间的矛盾。作为上级领导，正确的做法应该是通过沟通来解开彼此之间产生误会和发生矛盾的"疙瘩"，而不是单纯地批评教育。总之，我们每个人都应该学会主动沟通、真诚沟通、策略沟通，以此避免误会、化解矛盾、消除危机。所以，我们应该掌握一定的沟通技巧。

第一，客观表达。与他人沟通时，我们应该尽量客观地描述某个事实，即便对方心存异议，也难以反驳。此外，我们还可以进一步阐述事实的影响和后果，以便对方充分了解和掌握事情的原委。除此以外，我们还应该使用一些中性或者无主观色彩的词汇，并谨慎说出自己所希望表达的信息。与此同时，语气和口吻也是沟通中的重要因素，是自身态度的直接体现。因此，我们应该使用平和的语气、商量的口吻，让对方感到舒服；第二，换位思考。与他人沟通时，换位思考是不可或缺的，我们应学会从对方的角度考虑问题，比如感受对方的处境，理解对方的思维，判断对方的需求等。与此同时，我们还应该维护对方的自尊心，强化对方的自信心，确保其能说出自己的真实感受和内心想法。除此以外，我们还应该适时放下自己内心的想法，真正设身处地站到对方的立场上，这会使沟通变得更加容易；第三，善于聆听。这是一个人心理成熟的重要标志，真正的沟通高手也必定是一个善于聆听的人。试想一下，面对他人的倾诉，如果你表现出不耐烦的表情或者不集中的眼神，对方不仅会认为你难以体会自己的处境，而且还会认为你并未站到自己的立场上。因此，在聆听过程中我们应和对方进行表情上的互动、眼神上的交流，确保沟通顺利进行。除此以外，我们不能一味地沉默聆听，应该适时反问对方，让其内心产生认同感，方便今后沟通的进行和展开。

第四章
CHAPTER 4

从容面对心理压力

日本著名动画导演宫崎骏曾说："释放所有的压力确实不好，应该保持一定程度的紧张。"换言之，压力并非洪水猛兽，而是我们人生取得成功的催化剂。

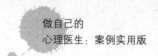
第一节　变压力为动力

在压力面前，有的人选择临阵逃脱、畏缩不前；有的人却选择迎难而上、百折不回。研究发现，有些人在压力大、处境难、阻碍多的情况下，却越发能够做出成绩、干成事业、取得成就。究其原因，他们善于将压力变为动力，从而鞭策自己不断前进。不可否认，很多人对压力持消极、否定、厌恶的态度，这是因为他们从未意识到其对自身的推动、促进作用。日本著名动画导演宫崎骏曾说："释放所有的压力确实不好，应该保持一定程度的紧张。"换言之，压力并非洪水猛兽，而是我们人生取得成功的催化剂。以百米短跑为例，运动员为夺取奖牌往往会承受较大压力，赛前通常会出现心跳加快、血压升高、喉咙干渴、肌肉僵硬、食欲不振等情形，这是人类应对压力的正常生理性反应，而这些反应却有利于运动员在比赛中取得良好成绩。因此，我们应改变自己面对压力的态度，由消极变得积极、从否定变成肯定、将厌恶变为欢喜。对此，有人会认为这是在夸大压力的正面作用，进而嗤之以鼻，但下面这个事例却能够对其进行印证。

在我国南方某国家级森林公园内，住着一只年轻的华南虎。由于它属于濒临灭绝的珍稀哺乳动物，公园管理人员专门在园内为其开辟出一块近

15 平方公里的林地作为虎园，还精心设计、建造了舒适的虎房，供华南虎自由自在地生活。除此以外，虎园里树木茂密、花草芳菲、沟壑纵横、流水潺潺，还饲养着大量的牛、羊、猪、兔、鸡等小动物，确保华南虎食物充足、不饿肚子。凡参观过虎园的游客都为之惊叹，感慨地说："如此美妙的地方，简直就是华南虎生活的天堂！"但令人费解的是，这只华南虎整日待在空调房里睡觉打盹，从没有人见过它为捕食猎物而奋力追赶，为展示虎威而咆哮山林，为维护领地而来回穿梭，每天都是一副无精打采、萎靡不振的模样。为此，公园管理人员从哈尔滨租来一只雌性东北虎给它当伴儿，可华南虎对其不理不睬、不闻不问，结果还是老样子。

为尽快解决这个棘手的问题，公园管理人员专门邀请国内某知名动物学家前来把脉，当看到华南虎的生存环境和日常行为后，动物学家对公园领导说："华南虎是森林之王，在它的生存环境中应该有其他食肉动物，而不能全部都是食草动物。这么大的虎园里，即便不放进几只花豹，也应该放入几头野狼。不然，它是无论如何也提不起精神的！"最终，公园管理人员听从了该动物学家的建议，很快便从周边的动物园租赁了几头野狼放入虎园内。这一招很快就吹糠见米、立竿见影，从野狼进入虎园的那天起，华南虎就再也坐不住了，它每天不是在山顶上愤怒咆哮，就是在平地中快速奔跑，或者在界河边来回走动。终于，华南虎身上那种刚烈威猛、霸气冲天的野性被重新唤醒，它开始成为一只真正的老虎，是虎园内当之无愧的森林之王。

毫无疑问，如果华南虎没有其他食肉动物给它施加压力，就会变得暮气沉沉、老气横秋，没有一丝活力和半点生气，在食物充足、条件优越的环境下饱食终日、醉生梦死。同样，一个人如果没有压力，就会甘于平庸、懒惰成性，终将碌碌无为、一生沉沦；一个群体如果没有压力，就会敷衍了事、得过且过，终将失去锐气、集体懈怠；一个企业如果没有压力，就会消极怠工、苟延残喘，终将错失良机、逐步衰亡。正是在压力的作用下，人才会产生紧迫感、企业才会产生危机感，进而奋发图强、推陈出新、锐意改革，避免被淘汰、被替代、被吞并的命运降临。当压力来临时，我们应以积极、肯定、欢喜的态度对待，因为这是一个造化、一个机遇、一种福分，更是一股逼迫自己不忘初心、砥砺前行的惊人力量。对此，我们或许更应该从古人那里学习他们应对压力的做法，从而照亮自己漫长的人生道路。

秦末天下大乱，秦国动用二十万大军攻打复兴的赵国，势单力薄、国力孱弱的赵国无法抵挡，只得退守巨鹿，但还是陷入秦军的重重包围中。危急时刻，赵王星夜派人去楚国求救，楚王连忙任命宋义为将军、项羽为副将，率领三十万大军前去解救。行至半路，宋义听说秦国兵多将广、实力很强，竟命令楚军就地安营扎寨，不肯继续前进。可项羽要求楚军继续前进，但宋义却坚持要等秦军实力大减后再进攻。此次出征，楚军携带的粮草十分有限，宋义每天却喝酒吃肉、纵情声色，完全不顾前方战事紧张，项羽对此非常不满。一天早上，他带着一群义愤填膺、群情激奋的士兵们冲进军帐，以叛国罪名杀掉宋义，自立为将军。随后，他立刻带领着楚军继续前进，派遣一队人马切断秦国运送粮草的道路，并率领楚军主力渡过黄河。吃过一顿饱饭后，他命令士兵每人只得携带三天的口粮，并摔破做饭的炊具、凿沉渡河的船只、烧光住宿的帐篷，用这样的方式向士兵们表明誓死奋战、毫无退路的必胜决心。这时候，楚军士气大增，在项羽的指挥下与秦军展开殊死决战，最终大败秦军，为赵国解了巨鹿之围。此役过后，项羽的威名传遍了各诸侯国，楚王也正式册封他为将军。

破釜沉舟的历史典故，想必我们都不陌生，它讲述了项羽率领楚军抗击秦军的故事，展现了其面对压力所表现出来的果敢、英勇、顽强。与此同时，故事中的宋义与项羽截然不同，存在天壤之别，在大敌当前、赵国危难的紧要关头，前者临阵却步、畏缩不前，后者迎难而上、百折不回。正如清代文学家蒲松龄所说："有志者、事竟成，破釜沉舟，百二秦关终属楚；苦心人、天不负，卧薪尝胆，三千越甲可吞吴。"在他看来，项羽不愧是英雄豪杰、人中翘楚，因为其善于将压力化为动力、把劣势转为优势，通过摔破做饭的炊具、凿沉渡河的船只来激发楚军的士气，最终为击败秦军奠定了基础。

不可否认，与古人面对的压力相比，我们口中的压力无非是一些工作上的任务、学习上的问题、生活上的琐事，本不值得一提，但它却往往是压垮我们心理防线的最后一根稻草。究其原因，我们不具备将压力化为动力的意识和能力，任由其践踏人生、摧残心灵、损耗精神。在我们看来，压力与动力仅有一字之差，那些他人让你做的事情，便是压力；那些自己主动想做的事情，则是动力。可悲的是，很多人或许一辈子都在被动地为别人做事，甚至从未主动地给自己做过一件事。对此，我们每个人都应掌握一定的策略和方法，确保将压力化为动力。

第一，树立目标。价值观、人生观、世界观决定我们将要成为一个怎样的人，并为自己树立人生目标奠定基础。或许你会认为这与具体压力没有任何关系，但其实它对我们每个人的影响都是巨大的。如果你树立的人生目标是崇高的，压力对你来说就是动力，你不会出现抱怨、忧虑、恐惧，而是选择欢喜、自信、坚强。因此，树立目标是变压力为动力的前提。

第二，调整心态。在压力面前，即便再伟大、再优秀、再坚强的人，其内心也会出现犹豫、退缩、放弃等消极的想法。但他们之所以伟大、优秀、坚强，是因为其能够及时调整心态，并以良好的心态去应对压力。法国作家雨果曾说："思想可以使天堂变成地狱，也可以使地狱变成天堂。"换言之，人具有主观能动性，并能够改变客观世界。因此，调整心态是变压力为动力的基础。

第三，反省自己。德国诗人海涅曾说："反省是一面镜子，它能将我们的错误清清楚楚地照出来，使我们有改正的机会。"由此可知，反省能够使我们发现自身的错误和不足，从而更好地面对压力。在遇到与以往相类似的压力时，经验和教训会使我们变得从容不迫、淡定自如，曾经内心中的紧张、焦急、忧虑也会烟消云散、一去不返。因此，反省自己是变压力为动力的关键。

第四，建立平衡。研究表明，人在压力的作用下，生理和心理均会出现不同程度的变化，即便你努力做到上述三点，压力对自己的身心影响也依然存在。对此，智者会在压力和轻松之间建立一种平衡，尽量不把压力带到生活中，而是选择长跑、音乐、美食、交谈、冥想、读书等积极健康的方式来安抚情绪、积蓄力量，以更好的身心状态应对压力。因此，建立平衡是变压力为动力的根本。

第二节 给自己积极的心理暗示

不可否认，我们每天都生活在"暗示"的世界里。当你走进破败不堪、杂草丛生的房子里，你会不自觉地丢弃垃圾、肆意为之；但当你走进阳光明媚、一尘不染的房间里，你却会自觉地保持卫生、安分守己。你的表现截然不同，是因为不同的房间环境给予你不同的心理暗示，从而影响自己的行为。心灵导师卡耐基曾说："一切的成就，一切的财富，都始于一个意念。"换言之，积极向上的意念会改善我们的生活，给予我们更多的成就和财富。从心理学角度来看，意念就是暗示，它直接影响我们的潜意识，甚至主宰我们的人生。积极正面的意念和想象能够形成积极正面的心理暗示，从而激发出积极正面的能量，积极正面的能量又能改变人生。相反，消极负面的意念和想象会形成消极负面的心理暗示，消极负面的心理暗示会让潜意识发出毁灭的负能量，越积越多的负能量就能毁掉人生。"一念天堂，一念地狱"，这绝非危言耸听，现实生活也确实如此。

王师傅是红旗肉联厂的一名电工，他虽然已经年近六旬，但精神炯烁、技术娴熟、工作认真，是不可多得的技术型人才。在领导的多次请求下，他退休后返聘回厂，充当技术顾问。一次，厂里的大型冷库出现电路故障，无法正常制冷，库里近 300 吨的猪肉面临腐烂变质的危险，领导万分着急，要求尽快修理，及时恢复制冷。然而，刚从职业技术学院毕业的年轻电工小周却满头大汗、束手无策，由于其经验不足、操作能力不强，他在一小时后也未能排除电路故障。当时正值六月，冷库里的温度已接近室温，部分猪肉也开始出现腐烂变质的迹象，领导急得团团转。在这危急时刻，王师傅闻讯赶来，技高一筹的他不用半小时就排除了故障，听到冷库传出制冷的声音，领导满意地笑了，紧紧地握住他的手说："老王啊，真是多亏你啊，要不然厂里的损失可就大了！"听到这番话，王师傅笑着说："没事，这是我的工作，我再去检查其他冷库，看看有没有啥问题！"话音未落，他又麻利地钻进一个小型冷库中，开始检查电路。这项工作看似简单却异常复杂，大到一个电路板，小到一个焊接点，都需要他认真排查，稍有疏忽就会造成巨大损失。王师傅不敢有丝毫松懈，认真细致地检查着每个电子元件和通电线路。三小时过去了，他疲惫的脸上终于露出一丝笑容，心想："这项工作总算是完成了，打道回府！"然而，正当他准备打开冷库的大门时，却发现自己被反锁在里面，心里顿时凉了半截。原来约会心切的小周把他忘了个干净，下班前锁住了冷库的大门，忘了他还在里面检查电路。王师傅心想："看来今晚是要在这里过夜啦！"正当他准备蹲下休息时，忽然看到墙壁上贴着的一个大大的"冷"字，顿时感觉寒从心生。第二天，当小周打开冷库的大门时，发现王师傅蜷缩成一团、瑟瑟发抖，嘴里还不停地喊着"好冷啊！"对此，愧疚的小周十分纳闷，这个冷库压根没有接通电源，里面的温度跟外面相差无几，王师傅怎么会觉得冷呢？

故事中的王师傅之所以会觉得冷，是因为他看到了冷库墙壁上贴着的"冷"字，误认为冷库正在制冷，暗示自己会被冻着，最终这一消极的心理暗示占据上风，他的身体机能开启对抗寒冷的防御模式，使自己蜷缩成一团、瑟瑟发抖，在炎热的六月闹出了一个笑话。但这个故事却告我们一个深刻的道理，即心理暗示有着巨大的力量，并强烈地影响着我们。研究表明，心理暗示是在无对抗条件下，通过语言、行动、表情等对人的心理、行为发生影响，使其接受暗示者的某一观点、意见，或按照所暗示的方式开展相关活动，包括他暗示和自暗示。此外，心理暗示只要求暗示者接受现成的信息，并以无批判的接受为基础。在许多情况下，心理暗示以一种含蓄的方式表现出来。比如为了让更多的人戒烟，国内某公司发明了一种戒烟电话，当人无法控制自己的烟瘾时，拿起电话听筒拨打一个特定的号码，里面就会传来令人难以忍受的气喘声、咳嗽声，进而打消吸烟的念头和想法。因此，我们平时应给予自己积极的心理暗示，从而激发出积极正面的能量，进而不断改善自己的人生。

1896 年，波兰裔法国物理学家、化学家居里夫人发现了新的放射元素镭，震惊了整个世界。此后，她与丈夫在 1903 年获得诺贝尔物理学奖，自己又在 1911 年获得诺贝尔化学奖，最终成为举世闻名的女科学家。这些成就的取得，与她自身积极的心理暗示密不可分。1867 年，居里夫人出生在波兰华沙的一个教师家庭里，她虽然勤奋好学，但也调皮贪玩。一天，她正在与同伴们玩耍，一个吉卜赛女巫从她们身边经过，竟被年幼的居里夫人吸引住了。女巫走了过来，握着她的手仔细地看，然后抬起头对她说："小姑娘，你将来一定会闻名全世界的！"说罢，女巫便朝着远方走去，继续流浪生活，留下她静静地站在那里。自那以后，年幼的居里夫人便开始发奋读书，认真求学。1892 年，在父亲和姐姐的帮助下，她来到巴黎大学物理学院学习，每天她乘坐 1 个小时的马车早早来到教室，坐在离讲台最近的位置，以便清楚地听到老师教授的课程。1893 年，她以第一名的成绩毕业，第二年又以第二名的成绩在数学系毕业，并获得巴黎大学物理和数学的学士学位。此后，吉卜赛女巫的"预言"终于得到应验，居里夫人闻名世界。

毫无疑问，积极的心理暗示具有非凡的"魔力"，吉卜赛女巫的预言给年幼的居里夫人灌输了成功的信念，让她拥有了自信和动力，最终改变了自己的人生。心理学家发现，人类是唯一能接受暗示的动物，这是由人的心理特性决定的。每个人都有一个"自我"，"自我"健全的人就会成熟、稳健并富有主见，"自我"缺失的人就会幼稚、盲目并缺乏主见，也更容易受心理暗示的影响。现实中，我们大部分人都是"自我"缺失的，容易接受自己或他人的心理暗示。对此，我们应该如何正确对待心理暗示呢？那便是接受积极的心理暗示，拒绝消极的心理暗示。

第一，用语言暗示自己。心理学家马尔兹曾说："我们的神经系统是很'蠢'的，你用肉眼看到一件喜悦的事，它会做出喜悦的反应；看到忧愁的事，它会做出忧愁的反应。"换言之，当我们用积极的语言给予自己心理暗示时，积极、向上的心理状态就会油然而生，让我们心情畅快、精力充沛，对未来充满信心、跃跃欲试。需要注意的是，暗示自己的语言必须是简洁有力的，能够在短时间内加深印象。比如"我可以""我健康""我能行"等。相反，那些冗繁拖沓的语言在情感上缺乏必要的冲击力，无法起到积极心理暗示的作用，充其量是一种"文字风暴"。

第二，不断肯定自己。现实中，某种肯定性的心理暗示或许适合某个人，但对其他人却不起任何作用。因此，我们应努力寻求适合自己的肯定性的心理暗示方式。比如语言暗示对自己没有任何效果，那你可以通过完成长跑目标、观看篮球比赛、练习硬笔书法来给自己积极的心理暗示。当然，每个人的方式都有不同，只要能让你产生积极、振奋、自信的良好心态，你就可以采取这种方式不断肯定自己。

第三，选择最佳时间。研究发现，当我们的大脑处于半清醒、半模糊状态时，自身潜意识最容易接受心理暗示，在这个时候进行心理暗示再合适不过。因此，我们可以在睡觉前和早起后花上几分钟时间，躺在床上，放松自己，让自己与内心开展对话交流，给自己积极的心理暗示。比如"明天的考试很简单，我一定会取得好成绩""睡个好觉，明天好好工作""我是全队最好的球员，我一定能夺冠"。

第四，反复暗示自己。美国心理学家威廉斯曾说："无论什么见解、计划、目的，只要以强烈的信念和期待进行多次反复的思考，那它必然会置于潜意识中，成为积极行动的源泉。"也许客观事实并非你所暗示的那样，但只要你反复给自己积极的心理暗示，你的内心就会逐步接受此种观念，事情不仅会朝着你所希望的方向发展，你也会收获一个全新的"自我"。此外，我们在暗示自己时一定要努力消除不良情绪的干扰，否则二者就会相互矛盾、纠缠不清，暗示的力量就会随之消失，不良情绪则会卷土重来。

第三节　请你善待自己

在生命的长河里，我们不仅要学会善待他人，更要学会善待自己。所谓"善待"，即友善地对待，本质上是一种发自内心的疼爱。善待他人，你的人生会走得更远；善待自己，你的生命会活得滋润。在压力与日俱增的今天，善待他人或许早已成为我们为人处世的标准，社会媒体也在不遗余力地大肆宣扬，诸如"赠人玫瑰手有余香""成全他人等于成全自己""帮助别人就是帮助自己"等观念。善待他人的同时，我们却并未善待自己，任由生活重担摧残身体健康，任凭工作压力折磨内心世界，放任心灵魔障肆虐灵魂净土，使自己的身心变得千疮百孔、满目疮痍。这究竟为何？网络上曾有人戏言，人生好比心电图，如果你过得一帆风顺、无往不利，表明你的心脏早已停止跳动。换言之，困难坎坷、暗礁险滩才是人生的常态，艰苦奋斗、奋发图强才是我们的使命，但无论遇到什么，我们都应该善待自己，以免使自己的人生留有遗憾……

猝死，一个令人心生恐惧的名词，它究竟离我们有多远？数据显示，我国每年猝死的人数高达 55 万，平均每天就有上千人猝死。这原本是老年人的专利，现如今却是青壮年的梦魇，豆蔻年华的季节却突然香消玉殒，风华正茂的年纪却突然溘然长逝，不禁令人扼腕长叹、唏嘘不已。之前，一则"某公司美女硕士过劳死"的帖子引起网友关注，仅一个晚上就有万人转发。经记者证实，死者生前毕业于某知名大学，入职于世界四大会计师事务所之一的某公司，专门从事审计工作。她平时乐观开朗、外向豁达，深得领导和同事的喜爱。虽然公司的收入比较高，但付出的代价也很大，刚入职的她月薪不菲，可每天都要加班到很晚，办公室经常是灯火通明、人头攒动，即便工作到凌晨，公司楼下也有等着他们回家的出租车。没过多久，她的身体就开始吃不消了。自今年1月起，她就在微博上多次表示自己"很累""很疲惫""工作很多"；3月31日，她在微博上说："有个空当就发烧，也是醉了。"4月1日，她更是直言："去医院检查，白细胞竟达1800。"而之前的微博显示，她作息相当不规律，有时凌晨四点还未睡觉。终于，病魔还是击垮了她的身体，她曾患上病毒性感冒，但由于工作较忙，再加上自己的疏忽，没有得到较好的休息，持续高烧后才去医院就诊，最终诱发急性脑膜炎，不幸去世。

无独有偶，繁重的工作、无尽的加班也让男性跟猝死联系起来。深圳市一名29岁的男性白领因过度加班而猝死，死者生前是一名房地产策划师，典型的"90后"。两年前，他来到深圳找工作，应聘到该市某知名房地产公司。工作伊始，他就常常加班到凌晨两三点，有时甚至通宵达旦、彻夜不寐，第二天又正常上班。今年年初，他被公司派往外地跟踪一个项目，每况愈下的身体开始雪上加霜，微博显示他曾多次加班到深夜。4月9日，他发微博称："好饿、好饿、好饿。"4月10日，他又发微博称："好困、好困、好困。"4月12日，他在微博上直言："现在还在苦逼地加班中，困、累、乏。"4月13日，他的微博显示："来这城市半年，我知道12点后这个城市的夜晚什么样，也知道阿姨几点开始扫街，

4 点钟时城市的夜晚充满了朦胧，似雾非烟，如你一般那么迷幻。"6 月 23 日，他在微博上说："又输了一天液，但感觉还是没好，医生说这是病毒性心肌炎，要休息。"可没过几天，他竟猝死在老家的医院，医院出具的诊断证明书给出了病毒性心肌炎和恶性心律失常两种可能。

故事中的两个年轻人，一个毕业名校，奋进于审计事业；另一个出身寒门，拼搏在房地产行业。为使自己拥有更好的明天，他们无一例外地选择了努力与付出，不仅得到了高薪，而且获得了提拔，但这些在人生当中又算得上什么，他们难道不懂得"留得青山在，不怕没柴烧"的道理吗？不可否认，年轻人在离开校园、初入社会后，便独自承担吃饭、穿衣、住房、交通、婚姻家庭等各种压力，努力工作、频繁加班是他们在这个社会上生存下去的唯一选择。"痛并快乐"或许是支撑他们不断前进的动力，"冷暖自知"只怕是迫使他们驻足停留的原因。身体的过度透支、心灵的极度荒芜、精神的高度混乱致使他们疲惫不堪，提早迈入"老年阶段"，甚至失去宝贵的生命。人们不禁发问，你们一定要这么拼吗？善待自己有这么难吗？

发问之余，我们或许会把年轻人猝死的原因归结于工作中的过度劳累，可事实真的是这样吗？研究表明，单纯的脑力劳动并不会使人感到疲倦。乍一看，这简直就是一个谬论，但实验印证它是正确的。有人曾做过这样一组实验，挑选一名脑力劳动者和一名体力劳动者，让他们各自工作八小时，然后分别抽取他们体内的血液进行化验。结果发现，脑力劳动者的血液内没有发现含有"疲劳毒素"的物质，而体力劳动者的血液内却发现含有大量"疲劳毒素"的物质。换言之，如果抽取科学家袁隆平的血液进行化验，其中不含"疲劳毒素"；如果抽取掏粪工时传祥的血液进行化验，其中则含有"疲劳毒素"。但问题随之而来，即便作为脑力劳动者的袁隆平也会感觉疲倦，这又是什么原因呢？对此，心理学家早有定论。英国心理学家海菲德曾说："我们的疲倦感绝大部分来自心理状况，因生理产生的纯粹疲倦是很少见的。"而美国心理学家布利尔阐释得更加清楚透彻，他说："身体健康的工人感到疲倦的原因，百分之百是由于心理作用，也就是情绪性因素。"由此可知，疲倦是这些情绪性因素引起我们生理方面的应急反应。毫无疑问，这些情绪性因素一定是负面的，比如焦躁不安、忧虑重重、满腹怨气等。随着时间的推移，我们开始疲倦、反应迟钝、免疫力下降、易患感冒，甚至会出现神经性头晕，进而影响其他生理功能。找到原因后，我们所要做的就是从情绪上善待自己，努力消除心理上的"疲劳毒素"，方法如下：

第一，停止自责。我们难免会犯错，只要肯反省、愿改正便足矣，没有必要过分自责，这不仅严重影响心理健康，还会让我们变得自卑怯懦。在现代社会，人们肩负着太多希望和寄托，刻意追求完美成为一种普遍现象，一旦出现丝毫偏差，内心便无法原谅自己，后悔不已、懊恼不堪、气愤难平的情绪就开始在内心滋生并最终影响自己的行为，轻者食欲不振、夜不能寐；重者寻死觅活、痛不欲生。对此，我们应该从内心深处原谅自己，不要再纠结于"我为什么会犯这样的错误""我当时稍微注意一点就好了""我无法接受这样的自己"等问题，而是继续勇敢地生活下去。错误的价值并不是让我们感到无能，而是让你学会反省、突破、承担，自责没有任何用处，我们要做的就是减小损失、吸取教训，确保下次做得更好。

第二，消除恐惧。谁都不是天生的勇者，恐惧是一种正常的情绪反应。面对恐惧，我们都会产生犹豫、紧张、害怕的感觉，可谁又愿意长期生活在恐惧的阴影下呢？英国哲学家乔治·赫伯特曾说："恐惧对人的伤害比疾病更严重。"长期恐惧的人，不仅胆小怕事、畏首畏尾，而且举棋不定、顾虑重重，身心健康均受到严重影响。对此，我们大声疾呼："直面恐惧，勇敢迈出第一步！"英国首相丘吉尔曾说："你若想尝试一下勇者的滋味，一定要像个真正的勇者一样，豁出全部的力量去行动，这时你的恐惧心理将会为勇猛果敢所取代。"换言之，如果你害怕在公众面前演讲，那你一定要勇敢走向讲台，当自己开始演讲那一刻，内心的恐惧早已烟消云散、灰飞烟灭。当你在公众的掌声中走下台来时，消除恐惧的成就感一定会使你无比兴奋。

第三，赞美自己。赞美是一种力量，也是一种艺术。生活中，我们不曾吝啬赞美他人，却往往忽视赞美自己，使自身的优点、长处、价值得不到充分肯定，渐渐产生自卑、羞愧、内疚的负面情绪。美国作家马克·吐温曾说："只凭一句赞美的话，我可以多活三个月。"试想一下，赞美他人尚且如此，赞美自己定有不同，况且他人的赞美不如自己的赞美来得容易。对此，我们应该不遗余力地赞美自己，发现自己的优点、寻得自己的长处、肯定自己的价值，让自信、果敢、坚忍的优秀品质逐步体现出来。当然，赞美自己绝非信口雌黄、毫无根据，而是充分发掘自身诸多的"闪光点"，在此基础上不断放大它，使自己变得更加强大、更加优秀。

第四节　从容应对大场面

平心而论，每个人的一生都要经历很多大场面，比如登台演讲、参加比赛、出庭辩护等。诚然，每个人遇到的大场面有所不同，但对其来说都无异于一场考验、一次挑战、一番磨炼。以登台演讲为例，初次演讲的人通常难以发挥出自己的真实水准，往往大失所望、不尽人意。究其原因，登台前的心理压力极易让人产生紧张情绪，致使大脑皮层形成优势兴奋中心。这时候，大脑中的记忆中枢就会处于被抑制状态，自己原本熟悉的内容开始变得模糊不清，甚至一片空白。当代著名小说家柳青曾说："人生的道路虽然漫长，但紧要处常常只有几步，特别是当人年轻的时候。"由此可知，每个人所经历的大场面不啻人生道路上的紧要几步，如果从容不迫、泰然处之，定能扶摇直上、平步青云；倘若惊慌失措、手忙脚乱，则会失之交臂、错过良机。因此，每个人都该从容应对大场面，走好人生道路上的紧要几步。

毋庸置疑，NBA 总决赛的赛场绝对是一个名副其实的大场面，它不仅考验球员的身体素质、篮球技术、团队意识，还对其心理素质提出近乎严苛的要求。换言之，即使你拥有出众的身体潜能、娴熟的篮球技术、强大的团队意识，如果缺乏非比寻常的心理素质，你也难以捧得拉里·奥布莱恩冠军奖杯。然而，NBA 总决赛的赛场从来不乏强者出现，他们力挽狂澜、扭转乾坤，从容应对大场面，韦德也正是其中一员。当年的迈阿密热火队拥有"大鲨鱼"奥尼尔、"铁汉"莫宁、"白巧克力"威廉姆斯等一班人，虽然他们正处于职业生涯的暮年，但幸好队中还有年轻的"闪电侠"韦德。那个赛季，初入联盟仅三年的他打出了极为华丽的数据，在一帮老将的帮助下，热火队战绩不俗，最终闯进 NBA 总决赛的赛场。其实，他们在季后赛的旅程非常艰难，从始至终都不被人们看好，因为西部冠军达拉斯小牛队的阵容异常强大，比如巅峰时期的诺维茨基、号称西部第二中锋的丹皮尔、速度极快的哈里斯、板凳匪徒斯塔克豪斯等，而且联盟名宿与各大媒体也都认为小牛队会最终夺得总冠军。除此以外，在七局四胜的赛制里，小牛队还拥有一个主场优势。

在舆论压力和赛场环境的双重影响下，年轻的韦德毅然踏入 NBA 总决赛的赛场，开启了自己职业生涯中首次总决赛之旅。前两场，客场作战的热火队被小牛队打得落花流水，奥尼尔被严格限制，基本没有什么发挥，韦德的表现也不尽如人意，没有正常发挥。历史上，能够在落后两场的情况下实现翻盘的球队寥寥无几，然而后面的比赛却成为韦德所主导的惊天大逆转。第三场，奥尼尔和韦德双双发威，热火队在最后关头与小牛队打平，最终凭借老将佩顿的关键两分锁定胜局。本场比赛，韦德砍下全场最高分 42 分，外加 13 篮板、2 助攻、2 抢断，可谓是超级巨星的表现；第四场，韦德再次超常发挥，全场独得 36 分、6 篮板、3 助攻，带领球队艰难取胜，以总比分 2 比 2 逼平对手小牛队；第五场，热火队主场作战，韦德继续他的个人表演，即便小牛队派出多名球员轮番盯防他，也难以阻止其进攻的步伐。此役，他拿下 43 分、4 篮板、4 助攻、3 抢断，其中罚球 25 次，罚中 21 个，极大地缓解了其他队友的防守压力，力保热火队赢得天王山之战；第六场，"铁汉"莫宁在防守端为球队做出巨大贡献，而进攻端的韦德依旧延续上场比赛的奇迹，豪取 36 分、10 篮板、5 助攻、5 抢断，带领热火队以总比分 4 比 2 战胜西部劲旅小牛队。最终，热火队站到了冠军领奖台上，奥尼尔从 NBA 总裁大卫·斯特恩手中抢得"比尔·拉塞尔"杯塞给韦德，其以总决赛场均 36 分、10 篮板、5 助攻、5 抢断的惊人数据，荣膺"总决赛最有价值球员"的称号。

作为一名资深的 NBA 球迷，作者曾观看上述总决赛热火队与小牛队的精彩对决。彼时的作者，不仅被韦德出众的身体素质、娴熟的篮球技术、强大的团队意识所折服，还为其超强的心理素质所惊叹。从那以后，作者就成为他的忠实球迷和铁杆粉丝，其与生俱来的超级球星气质无时无刻不在吸引着自己。北宋文学家苏洵有云："为将之道，当先治心。泰山崩于前而色不变，麋鹿兴于左而目不瞬，然后可以制利害，可以待敌。"意思是，作为将领的原则，应当首先修养心性。必须做到泰山在眼前崩塌而面不改色，麋鹿在身边奔突而不眨眼睛，然后才能够控制利害因素，才可以对付敌人。我们认为，韦德恰恰具备大将风范，首次登上总决赛的舞台就有超强发挥和不俗表现，这都源自其过硬的心理素质，才得以从容应对万人瞩目的大场面。

现实中，很多人却难以做到从容应对大场面，登台演讲语无伦次、参加比赛发挥失常、出庭辩护逻辑混乱，闹出一幕幕啼笑皆非的"人间喜剧"。究其原因，这是怯场背后的不良心理在作祟。所谓"怯场"，特指表演者临场畏惧，失去控制能力，进而降低演出质量，是演艺界的专有名词，该词的引申解释是指某个人在某些场合下因忧虑、紧张、恐

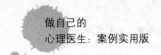

惧而显得不自然。造成怯场的因素有很多，具体包括：第一，评价忧虑。研究发现，在任何存在评价的场合下，人们通常都难以发挥出自己原有的水平。以登台演讲为例，演讲质量的高低直接取决于听众的评价，此种评价是单向的，所以演讲者的内心忧虑较多、心理压力较大，这是造成怯场的重要原因之一。

第二，实力因素。正所谓"台上一分钟，台下十年功"，人们在台上表演的时间虽然只有短短的一分钟，但为此却需要付出将近十年的艰苦努力。现实中，有些人怯场的原因就是自身准备不足，特别是遇到实力强劲的对手，极易产生畏难情绪和动摇心理。

第三，环境情况。在篮球比赛中，主场迎战的球队比客场作战的球队在心理上往往更具优势，因为球场内的大部分球迷都在支持主队，从而激发主队球员超常发挥。面对主队球迷的呐喊、助威声，客队球员往往承受着一定的心理压力，他们眉头紧蹙、不苟言笑，显得更为紧张和局促，一般难有较好的发挥，怯场现象也时有发生。

第四，自身心理。不可否认，有的人天生具有"王者风范"或者"大将气质"，不仅能够从容应对大场面，而且能够在重压下实现超常发挥，比如篮坛上的乔丹、泳池里的菲尔普斯、田径场上的博尔特等。当然，这类人毕竟凤毛麟角，但他们应对压力的表现、挑战对手的决心、争取荣誉的斗志永远值得我们每个人去学习和效仿。

我认为，克服怯场心理是从容应对大场面的关键所在，方法包括：第一，树立信心。现实中，很多人一看到众多的观众、沸腾的球迷、威严的法官，就会心生忧虑和恐惧。殊不知，这正是自己缺失信心的表现。爱尔兰剧作家萧伯纳曾说："有信心的人，可以化渺小为伟大，化平庸为神奇。"换言之，树立信心是克服怯场心理的前提，它能够使你从容应对诸如登台演讲、参加比赛、出庭辩护等各种大场面，最终实现超常发挥。第二，转移注意。在大场面下，人的中枢神经高度兴奋，原本牢记于心的东西往往转瞬消逝。环境对人的影响和作用是巨大的，我们无法忽视它的存在，但可以通过转移注意力来抵消环境的干扰，比如登台演讲前默念稿子、参加比赛前拉伸肌肉、出庭辩护前查看法条等。第三，收听音乐。毫无疑问，音乐具有无穷的魅力，它能够给人带来信心和力量。英国传记作家罗杰·诺斯曾说："音乐之目的有二，一是以纯净之和声愉悦人的感官；二是令人感动或激发人的热情。"由此可知，我们在参加大场面之前可以收听音乐，一来净化环境、愉悦感官；二来激发热情、获得力量。在体育赛场上，许多运动员在出场前都会带着一个硕大的耳机收听音乐，他们摇头晃脑、左右摇摆，完全沉浸在音乐的世界里。第四，提升实力。正所谓"艺高人胆大"，人一旦有了非凡的技艺，就可以凭此在江湖上行走，无往不利、一帆风顺。由此可知，实力的提升才是我们从容应对大场面的根本和基础。

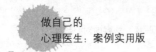
第五节　学会拒绝他人

　　人生在世，我们每个人都曾遇到过亲朋、同窗、老乡等向自己寻求帮助、解决困难的情况。"能力越强，责任越大"，他们向我们求助并非偶然，而是经过深思熟虑、反复考量，认为我们能够帮助他们渡过难关。试想一下，面对他人的求助，如果你神通广大、左右逢源，应承下来也就算了；但如果你属于"泥菩萨过河自身难保"，为了不伤和气、不丢面子、不失身份，也会答应下来吗？我们认为，当自己不能有效帮助他人时，果断拒绝未必不是一个最佳选择。

　　在电影《别拿自己不当干部》中，笑星冯巩饰演一位在天津某纺织厂当工长的王喜，就这芝麻大点的官，他愣给当出了领导的感觉。面对手下两百多名女工，他不仅认真管理、严格要求，还以身作则、树立榜样，深得大家的敬佩和拥护。与此同时，他还叮嘱家人时刻不要忘记"干部家属"的身份，每当单位把酱豆腐作福利发给大家时，在豆腐厂工作的妻子总把瓶子破的留给自己，儿子也更是将他的"为官为人之道"背得滚瓜烂熟，这正应了他自己的话："咱要拿自己不当干部，那就没人拿咱当干部了！"由此可见，王喜是一个脸皮薄、好面子、重情义的实在人。电影中，当韩月华对自己重念旧情，是王喜把冲动深深按压；当赵小玲被人玩弄而自杀，是王喜把她送到医院抢救；当沈飞飞申请调离生产一线，是王喜顶着压力反映情况。有一次，厂里组织青年工人技术比赛，女工杨雪、陈瑶均获得一等奖。为吃上一顿农家饭，在工友大老黑的怂恿下，王喜把证书和月饼送到她们乡下老家。席间，村支书向王喜诉苦说："我们这里的白酒确实不错，但苦于没有销路，要不然乡亲们早就发家致富了！"一旁吃饭的大老黑只顾着吃饭，并不接话，但酒过三巡、微醺飘忽的王喜却主动提出带几箱白酒回去，当即被村支书直夸有魄力。然而，这些白酒却给他带来麻烦，当自己沿街贩卖时，被巡街的城管发现，最终酒被没收、人被罚款……

　　毫无疑问，王喜的身上具有大公无私、忠厚实诚、乐于助人的良好品格，但他却不会拒绝他人。当村支书恳请他打开白酒销路时，官职不大、人脉不广、门路不多的王喜却"打肿脸充胖子"，给自己增添烦恼。究其原因，是"不好意思"的心理作祟。其实面对他人的请求，很多人都想直接拒绝对方，但随之会产生一种"不好意思"的心理，这种心理使人们无法把"不"字说出口。一方面自己想拒绝他人，另一方面自己却又不好意思，矛盾的心态随即产生，你的态度会犹豫不定、说话会吞吞吐吐、表情会极不自然，即便违心答应了他人的请求，对方也会认为你不爽快、不敞亮、不大方，让自己"两头不是人"。这其中的烦恼也只有自己才能体会，难道不是吗？

　　生活中，当遇到自己喜欢的衣服，无论款式、做工、细节都令你十分满意，然而价格却高得离谱，你犹豫不定、反复揣摩。一想到店家热情周到、细致入微的服务，你就不好意思拒绝购买。此时，店家就会利用你"不好意思"的心理，嘴巴更甜、手脚更勤、眼眸更亮，甚至直接帮你打包，放进你的购物袋，让你无从选择。当遇到朋友递来的酒杯，无论品种、度数、容量都让你无法喝下，然而朋友却是自己的发小，你左右为难、心情矛盾。一想到发小真情款待、情同手足的样子，你就不好意思拒绝饮下。此时，发小就会利用你"不好意思"的心理，频繁举杯、细数过往、高声劝酒，甚至直接端到你的嘴边，灌进你的胃里，让你翻江倒海。上述情形，我们大部分人都曾遇到过，正是自己的不好意思，买了价格高的衣服、喝了不能喝的酒水，最终委屈了自己、成全了别人。我们不禁发问，拒绝别人真的有这么难吗？

小关就读于某重点高中，她勤奋好学、品学兼优，是老师和同学公认的好学生。为迎接期末考试，班里组织了一次无人监考的内部测验，经过两小时的奋战，她终于做完了试卷。这时候，后桌的同学小声问道："小关，把你的试卷借我看看吧？"听到这番话，小关原本想直接拒绝的，但碍于同窗情谊不便说出来，只得把试卷递给了她。不一会儿，教室后面就变得热闹起来，有的对题、有的改题、有的抄题，听到这些声音，小关心里特别难受，心里想："他们这样做不仅不尊重我的学习成果，也无形中害了他们自己！可我却这么软弱，连拒绝的勇气都没有，如果我直接拒绝，是不是连同学也没得做啊？算了，随便吧……"但教室后面的声音越来越大，他们现在的微笑和将来的愁容在自己的脑海里反复呈现，她再也无法充耳不闻、置身事外。突然，一种莫名的冲动驱使小关转过身去，她快速冲向同学那里抽回了自己的试卷。这举动着实令人震惊，同学们都愣在了那里，但他们的眼神中充满了期待和渴望，祈祷小关再次心软，放下试卷。但这次小关没有动摇，她鼓足勇气，咬着牙说："学生应该独立完成试卷，不然以后哭的就是你们！"听完这番话，同学们都沉默了，小关又笑着说："试卷上的题目一点都不难，我相信你们一定能独立完成，你们可以试一试嘛！"这时候，同学们都低下头，开始认真做题，小关心中也如释重负、倍感轻松。

不可否认，与性格直爽、敢作敢为的小关相比，我们或许更难拒绝他人，因为我们不想伤害彼此之间的感情，但这样做却后患无穷、彼此戕害。如果你勉强答应了他人，事情一旦没有办成，他就错失了向别人再次求助的时间和机会，愤懑、怨恨的情绪就会在他的心中滋生、蔓延，彼此之间的情谊定会大打折扣、付之东流。如果你能直言相告或者婉言相拒，让他了解并知晓你的难处或不便，即便他会怀疑你的诚意，也会慢慢理解你的处境，佩服你的坦率，赞叹你的直言。毫无疑问，对他人说"不"是你与生俱来的权利，你根本不必因此而难以开口、心怀愧疚、惴惴不安。但当你决定拒绝他人时也要注意方法和策略，不要让其太过难堪。面对敏感多疑的人，你应该婉言相拒，不要直接表达；面对刚毅直爽的人，你应该坦言告知，不要吞吞吐吐。总之，了解并掌握一些拒绝他人的方法极有必要。

第一，直接拒绝法。就是把拒绝的意思当场向他人讲明，比如"我确实帮不了你""我不具备帮你的能力""这个忙我真的不能帮"等。直接拒绝他人时，你应避免出现态度生硬、言语直白、脸色难看的情况，以免给求助者造成"不讲情面"的不良印象。与此同时，你还应把拒绝的原因讲明、讲清、讲透，并向对方适度表达歉意，让其真正理解自己。

第二，婉言拒绝法。就是把拒绝的意思表示温和、委婉地传递给他人，比如"我还没有想好""我想再考虑一下""我得跟我家人商量一下"。现实生活中，我们更多的是婉言拒绝他人，这样不仅遵从了我们的

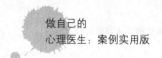
内心选择，还照顾了对方的颜面自尊，更不会伤及彼此的情谊。

第三，沉默拒绝法。就是把拒绝的意思表示以默不作声、一言不发、缄口不言的形式向他人表明。不可否认，面对他人的请求，我们往往会感到尴尬、为难甚至棘手，以沉默的方式予以拒绝或许是一个不错的办法。面对你的无言，不仅使对方知晓你的真实想法，也对其产生一定的心理压力，让其不再坚持自己的要求。但我们不要轻易使用这个方法，一旦使用不当，会引发形同陌路、分道扬镳甚至反目成仇的严重后果。

第四，回避拒绝法。就是把拒绝的意思表示以避实就虚、声东击西、顾左右而言他的形式向他人表明。面对他人的请求，你既不表明拒绝的态度，也不说出接受的意思，转而谈论其他话题，让问题搁置下来，聪明敏感的人瞬间就能领会，进而寻求他人的帮助。

第五章
CHAPTER 5

争做职场成功人士

　　企业在市场上的竞争，看似是品牌、质量、价格和服务的竞争，实质上却是企业员工品质和心态的竞争；员工在职场上的竞争，看似是学历、技术、业绩和人脉的竞争，实质却是企业员工态度和观念的竞争。

第一节　你是在为你自己工作

　　企业在市场上的竞争，看似是品牌、质量、价格和服务的竞争，实质上却是企业员工品质和心态的竞争；员工在职场上的竞争，看似是学历、技术、业绩和人脉的竞争，实质却是企业员工态度和观念的竞争。美国前国务卿鲍威尔曾说："工作是为了你自己，只要你永远认真努力地对待自己所从事的工作并把每一件事情做好，你一定会有所成就的！"由此可知，一个人的心态才是自己真正的财富，积极向上的心态甚至比黄金还要珍贵，这是员工立足于职场的心理资本，更是纵横职场最核心的竞争力。然而，很多人却并不这么看，他们认为工作就是养家糊口、谋求生存，这是一种消极的职场心理，不仅无法实现更大的自我价值，甚至还会妨碍自我价值的实现。

　　大学毕业后，小敏在一家外贸公司工作了两年，她对自己的工作很不满意，愤懑地对闺蜜小丽说："我在公司里的工资是最低的，经理对我也不重视，如果再这样下去，总有一天我要跟他拍桌子，辞职不干了！"听到这番话，小丽平静地问道："小敏，你把外贸公司的业务都搞清楚没有啊？""还没有，反正在这里又挣不了大钱，我才不学那些呢！"未等小丽把话说完，小敏张口就来。这时候，小丽笑着说："你想挣大钱，你自己必须值钱。我建议你先静下心来，认认真真地工作，搞懂公司的贸易技巧、商业文书、合同文本、内部管理等内容。当你掌握这些知识，不怕没有公司要你，到那个时候，你再辞职也不晚嘛！"小敏接受了小丽的建议，一改往日拖沓、散漫的工作习惯，开始认真工作起来，甚至下班后，还经常留在办公室里学习外贸相关知识。一年后，小丽再次见到小敏，问道："我看到有一个大型贸易公司正在招聘，你不是要辞职嘛，可以去那里试一试！"小敏笑着说："我最近发现经理开始重视我了，不仅对我刮目相看，还提升了我的工资，而且公司里的其他人也开始敬重我了，我还是继续在这里干吧！"

不可否认，我们都曾遇到过跟小敏相似的职场问题，因为领导不器重、待遇不优厚、平台不广阔而心生愤懑、胸怀戾气，甚至离职、跳槽。凡事先从自身找原因，领导不器重是因为你不能为企业解决更多的棘手难题，待遇不优厚是因为你不能为企业创造更多的利润价值，平台不广阔是因为你不能为企业提供更多的技术支撑。这样的人，企业要你何用？正如上文小丽所说的那样，要想挣大钱，你自己必须值钱。试想一下，如果你能为企业解决棘手难题、创造利润价值、提供技术支撑，领导能不器重、待遇能不优厚、平台能不广阔吗？或许我们都曾明白这个道理，但我们的态度却无法使自身变得更有价值、更富创造性、更具实力。研究发现，人如果想要获得情绪上的成熟，恰到好处的挫折是必须经历的。年轻人都有很多愿望和抱负，同时需要通过合适且不过分的挫折，才能分辨理想和现实的区别，从而获得现实感和行动力。在该过程中，我们的态度至关重要，这决定着我们能否在职场上站稳脚跟。

某天晚七时许，公交车司机小黄驾驶着 702 路 4227 号公交车从始发车站始发，当行驶不到 50 米时，公交车却突然停靠在路边，车门也随即打开。看到这一幕，车上的 20 多位乘客也不知道发生了什么事情，看到司机小黄趴在方向盘上一动也不动，问他怎么回事也不答应，乘客们以为公交车出现了故障，便纷纷下车步行。五分钟过后，从后面驶来的 702 路 4201 号公交车司机看到这一异常情况，马上停车登上 4227 号车，发现小黄已经不省人事，他的右手还紧紧地攥着手动刹车闸！原来患有心脏病的小黄在行车途中突然病发，当时他满头大汗、疼痛难忍，甚至无法说话，但在自己生命的最后一分钟里，他却以顽强的毅力完成了三件事：第一，把车缓缓地停在马路边，并用生命最后的力气拉下了手动刹车闸。第二，把车门打开，让乘客安全地下了车。第三，将发动机熄火，确保了车和乘客、行人的安全。在完成这三件事后，小黄才安详地趴在方向盘上停止了呼吸，并最终避免了一起车毁人亡的惨剧发生。

社会学家戴维斯曾说："一旦放弃了自己对工作的责任，就意味着放弃了自身在这个社会中更好的生存机会。"也就是说，人在社会上的最佳生存机会便是对自己的工作承担责任。珍惜岗位、认真负责实质上是一种敬业精神，也是一条实现人生价值的必经之路，只有脚踏实地、兢兢业业地做好自己的本职工作，才能获得人生的成功。公交车司机小黄正是这样的人，在自己生命垂危的时刻仍牢记使命、坚守岗位，把 20 多位乘客的生命安全扛在自己的肩上，用尽最后一丝力气拉下了手动刹车闸，确保乘客生命安全。毫无疑问，我们应该学习他的精神、信念和行动，因为他是践行"你是为你自己工作"的典型和模范，但现实中仍有人无法理解并拒绝这样做。

如果企业是一棵枝繁叶茂、遮天蔽日的大树，那么员工则是一棵青翠欲滴、生机盎然的小树。因为共同的目标和价值，它们走到了一起，共享阳光、共沾雨露、共吸氧气，企业为员工遮风挡雨、输送营养，员工为企业扎实基础、积蓄力量。但是，企业里面会聘用很多员工，大树下面会聚集许多小树。为了追求利润和效率，企业这棵大树无法做到雨露均沾、利益共享，员工这棵小树不可避免地出现资源不均、营养不足。此种情形下，有的员工不失信念、努力工作，坚信自己终有一天会出头，拼命吸收养分、努力迎向阳光，最终生机勃勃、茁壮成长；有的员工却丧失信念、消极怠工，认为自己永无出头之日，拒绝汲取养分，故意躲避阳光，最终奄奄一息、枯萎无力。正是不同的心态造成截然不同的局面，积极的心态决定了成功的开始，消极的心态注定了失败的结果。在职场上，我们必须树立"你是在为你自己工作"的积极信念，努力消除消极心态，为以后在事业上取得成就奠定基础。

第一，不断关注美好事物。这个世界上从来没有完美的企业，有的企业环境好但待遇低，有的企业待遇高但福利差，有的企业福利好但关系复杂。调控自己的注意力就同控制摄像机的镜头一样，完全取决于你自身的意志。关键是看你把注意力放在哪里，是去注意优点，还是注意缺点。看企业的积极方面，你会产生乐观情绪，积极主动工作；看企业的消极方面，你会产生悲观情绪，消极被动工作。对此，我们应把注意力放到企业美好的一面上，从而产生内在驱动力，积极投身于工作中。

第二，养成良好的工作习惯。任何想法只要你持续不断地去强化它，它就会变成信念；任何行为只要你持续不断地去重复它，它就会变成习惯，习惯对一个人的影响是巨大的。亚里士多德曾说："人反复做什么事，他就是什么人！"在职场上，我们应养成良好的工作习惯，并不断地重复它。比如每天提前一小时来办公室打扫卫生，每天晚走一小时来梳理当天的工作，每天中午小憩半小时确保下午精力充沛。好的工作习惯一旦养成，就会成为我们的终身财富，对工作会产生一种亲和心理，直至把工作当成自己的需要和乐趣。

第三，不断开展自我激励。有时候工作确实会给我们带来烦恼、疲惫甚至沮丧，特别是脑力劳动者。试想下班前你刚完成领导安排的任务，他又让你连夜赶制幻灯片，渴望回家的好心情瞬间跌入谷底。此时，你不妨开展自我激励，尝试着"假装"对工作充满热情和兴趣，让自己的脸上笑容可掬，让自己的声音高亢洪亮，让自己的身体强健有力，让自己的内心激情荡漾，千万不要认为这是一件很虚伪的事，这恰是心理学上非常重要的"自我暗示"。

第四，不断提升你自己。俗话说得好，"一招鲜吃遍天"，过硬的专业技能是我们在职场上立足的不二法门，也是我们日后升职、未来加薪的必要基础。因此，我们在抱有"你是为你自己工作"态度的同时，还应不断加强自身学习，提升专业技术水平，从根本上解决职场立足难的问题。

第二节　利用好下班时间

　　众所周知，下班后的时间决定着我们人生的高度和生命的广度。如果能利用好它，我们的人生会达到未曾企及的高度，我们的生命会扩展到前所未有的广度。但这看似美好的想法却难以实现，因为我们下班后的生活并非是专注、充实、饱满的几个小时，而是无聊地追剧、无谓地网购、无忌地聊天。在网络极度发达的今天，一根网线、一组 Wi-Fi、一部手机就把我们同这个世界联系起来，或许我们无限接近全球各地的新闻，却愈发远离原本真实的自己和生活。对此，我们会抱怨，抱怨这生活的无趣，却忘记了如何去创造生命的价值；我们会吐槽，吐槽这生活的艰辛，却忘记了如何去平缓人生的波澜；我们会感慨，感慨这世事的无常，却忘记了如何去实现生命的永恒。我们中的很多人未能利用好下班时间，终日忙忙碌碌、无所作为，不能依靠自己的力量去改变人生的轨迹，令人唏嘘不已。

　　大学毕业后，英语专业的小圆和小方应聘到培训机构当老师。那段日子里，她们的生活上紧了发条，白天上课、晚上备课，没有丝毫休息的时间。三年后，小方依旧在那里代课，每天如此、一直重复，而小圆却与知名报社签约，成为一名英文编辑。分开后，关系要好的两人也会定期见面，可小圆却发现自己不想再与小方交谈，因为小方每次都会说："小圆，你可真聪明！搭上了咱们国家文化产业发展的快车，最终跳槽成功、脱离苦海。"小圆笑着说："小方，这世界上没有无理由的成功，我还是很努力的好不好？"话音未落，小方着急地说："你哪是努力，分明就是聪明！那会儿我们每天的课程都安排得满满的，一回家不是看电视就是睡大觉。没想到你竟然会辞职跳槽，还干得不错，这不是聪明是什么？"每次说到这里，小圆都特别无奈，她不知道该如何接话。在她看来，小方所说的"聪明"带有贬义色彩，她对自己所付出的努力视而不见、置若罔闻，但那段艰辛的历程却让自己刻骨铭心、永生难忘……

在培训机构的日子里，小圆几乎每天都是凌晨一点才睡觉。住在单身宿舍的她，有着自己的人生信条和事业规划，并未因循苟且、得过且过。当小方打开电视时，她已经启动电脑；当小方观看节目时，她不断敲击键盘；当小方洗漱睡觉时，她做好熬夜准备。为了实现英文编辑的梦想，她坚持每天看一部英文电影，三天写一则英文短评，五天读一本英文原著，光笔记就做了厚厚的十本。当然，小圆也不是没有提醒和帮助过小方。为了能参加每周六上午在图书馆举行的英文讲座，小圆每个周五晚上都定好闹钟并早早就寝，而小方却在熬夜收看娱乐节目。闹钟响起后，小圆立刻叫醒小方，而她的回答却是："我太困了，让我再睡会儿，你先去吧！"直到讲座结束，小圆都未看到她的身影。直到现在，小圆都很感激那时的独处和努力，庆幸自己下班后没有无休止地疯玩，而是利用下班后的自由时间打磨出一技之长，并牢牢把握住机会。否则，现在的她也会像小方一样继续重复上课的模式，这样的生活根本不是自己想要的。

故事中的小圆和小方，一个不甘现状、勇于奋进，成为英文编辑；另一个故步自封、不求上进，继续代课教师。两人的命运可谓截然不同、天壤之别。究其原因，能否利用好下班时间是关键。诚然取得成功需要运气，但运气再好，如果你浑浑噩噩、无所准备，宝贵的机遇也会从你的指尖悄然流逝。"间歇性踌躇满志，持续性混吃等死"恐怕才是我们大多数人的真实写照，抱怨却不改变，愤懑却不前进，指责却不反击，在痛苦一段时间后，也没有触底反弹、砥砺前行，反而开始自我安慰、苦中作乐，这才是最为可悲的。虽然我们每天都在忙碌地上班，朝九晚五、焦头烂额、筋疲力尽，但不能以此为理由和借口，下班后不再看书、拒绝锻炼、荒废学习，任由自己颓废下去。殊不知，下班后的时间是极其宝贵的，你只要认真利用、合理支配、不断积累，定能厚积薄发。我们认为，如果你不喜欢当前的工作，一定不要怨天尤人、牢骚满腹，而是利用好下班时间磨炼出一技之长，待时机成熟后，再凤凰涅槃、浴火重生，此种事例数不胜数。

国学大师胡适曾说："一个人的前程，往往全靠他怎样利用闲暇时间，闲暇定终生。"为让普通民众听懂自己讲授的课，他放弃休息时间，殚精竭虑、冥思苦想，终使白话文脱颖而出，成就一番伟业；现代医学之父亲威廉·奥斯勒在研究发现血小板的同时，仍从繁忙的工作中挤出时间读书，他要求自己在睡觉前必须读半小时的书，读完书后才能睡觉，这个规矩他坚持了半世纪之久，据统计，他的一生共读了1098本书，并在文学领域取得成就；藏族青年作家阿来在担任高中历史老师时对藏族土司制度产生浓厚兴趣，他利用课余时间研究该制度，查阅大量文献，一坚持就是十年。某一天，灵感突来的他仅用五个月的时间就写下长篇小说《尘埃落定》，一时轰动国内文坛；知名作家、编剧海岩，曾写过《便衣警察》《永不瞑目》《平淡生活》《深牢大狱》《玉观音》等畅销小说，但他的第一份工作竟是监狱里的厨师。即便如此，他凭着对文学创作的一腔热忱，利用闲暇时间创作了上述作品，短时间内便风靡全国；台湾女作家吴淡如曾说："你选择娱乐的方式，不知不觉间决定你的未来。"对她来说，学习就是最佳的"娱乐方式"，每年她都会安排自己学习新的东西，比如摄影、陶艺、表演、潜水、主持等。这不仅丰富了她的生命体验，也为自己的写作带来灵感，多年后还使她跨界成为主持人。总而言之，一个人下班后的时间，决定了他的高度；一个人的空闲时间，决定了他能走多远。对于下班时间，我们究竟该如何利用呢？

第一，运动健身。大部分上班族都会遇到同样的问题，即下班回家后倒头便睡，或者窝在沙发里玩手机，根本没有闲暇时间开展其他活动。这不仅无法提升自身综合素质和工作能力，还容易让原本就处于亚健康状态的身体每况愈下。世界卫生组织的研究表明，久坐是导致人体出现疾病、残疾乃至死亡的十大原因之一，全球每年近200万人的死亡与久坐有关，久坐的危害虽不是立竿见影，但日积月累的最终结果却骇人听闻。最近，挪威运动科学学院通过对100多万人的跟踪研究，发现每天花一个小时左右的时间进行中等强度的运动，可以抵消每天久坐对身体的伤害。由此看来，跑步、游泳、瑜伽等运动健身方式是我们利用下班时间的最佳选择。

第二，做好小事。当你完成数量众多、内容繁杂的工作任务，回到家中已是身心俱疲、无精打采，这个时段恰是拖延症和懒惰症集中爆发的时刻，它几乎可以毁掉你当天下班后的闲暇时间，迫使你白白浪费好几个小时。因为我们往往会被一些细小琐碎、不足挂齿的小事情给困住，它像一座大山一样横在面前让我们动弹不得。对此，你可以从最小的事情做起，让自己建立成就感，从而充分利用其他闲暇时间。比如"现在去运动""立刻去吃饭""马上去洗澡"等。当你做好一件小事后,内心的成就感就会爆棚,就会腾出手去做其他事情,不仅效率得到显著提升,而且结果也会令人满意。

第三,持之以恒。如果你想利用下班时间提升自己的话,"三天打鱼,两天晒网"的状态切不可行,因为提升自己是一个量变积累到质变产生的过程,并且非长期的量变积累难以产生根本的质变。对此,无论你利用下班时间去做什么,运动健身、看书学习、参加讲座等,都必须持之以恒、坚持不懈,这样才能攻坚克难、长久为功。然而,我们很多人大都是灵机一动、心血来潮,运动健身为逞一时之快,看书学习为尽一时之兴,参加讲座为解一时之渴,看似在利用时间,实则是荒废光阴。因此,严于律己、遵守规矩是我们利用好下班时间的前提和保障,这样才能使闲暇时间发挥最大效用,并造就一个全新的自己。

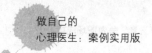
第三节　适度表现你自己

中国有句俗语，叫作"酒香不怕巷子深"，意思是如果酒酿得好，即便在很深的巷子里，人们也会闻香知味，前来品尝。同样，如果你是真正的人才，即便隐居山林、独处陋室，人们也会求贤若渴、慕名而来。然而，在竞争日趋激烈的现代社会，各式各样的人才脱颖而出、崭露头角，真可谓"十步之泽，必有芳草"，特别是多数工作岗位具有一定的可替代性，从而直接导致"酒香也怕巷子深"的局面出现。换言之，即使你学富五车、才高八斗，如果没有向外界适度表现自己，他人便对你一无所知、全无所闻，你就会面临怀才不遇、伯乐难求的困难局面。日本作家池田大作曾说："平庸的生活使人感到一生不幸，波澜万丈的人生才能使人感到生存的意义。"或许我们不曾想自己的人生波澜壮阔、豪情万丈，但一定不愿自己的生活碌碌无为、平庸无常。对此，适度表现你自己是避免人生留有遗憾的有效方法和应对手段。

小戴是某电力设计公司的工程师，出身乡村的她性格内向、不善言辞，是公司里有名的"老实人"。在她看来，过硬的专业技能是自己的立足之本，除去本职工作，其他事情都是浮云。可是最近她却眉头紧蹙、面露愁容，整天一副无精打采、萎靡不振的模样，原来同事小杨的升迁打破了她内心原有的平静。不久前，公司领导准备从部门中选拔一名业务主管，条件是具备较强的专业技能和一定的管理能力。得知此事后，小戴成竹在胸、踌躇满志，认为业务主管人选非自己莫属。正所谓"谋事在人，成事在天"，与自己同期进入公司的小杨却最终被领导选中，小戴很快就心生愤懑、颇有抱怨，没几天就变成上述的那副模样。因为她实在想不明白，自己的专业技能十分过硬，同事人缘也非常不错，公司上层还特别赏识，但为什么领导偏偏就看中了小杨？带着这样的疑问，她找到跟自己要好的同事小梁，准备诉说衷肠、一吐不快……

听完小戴的不解和困惑，小梁轻声说："戴姐，由您出任业务主管可谓绰绰有余、应付自如，但由杨姐出任业务主管则是锦上添花、如虎添翼！"话音未落，小戴大声说："小梁，我平时待你不薄，你怎么还替小杨说话啊？"话音刚落，小梁笑着说："戴姐，我不是那个意思，我是说您缺乏一定的管理能力！"对此，小戴可谓是满腹疑问、一头雾水，平日里自己也把部门的年轻人管理得心悦诚服、毕恭毕敬，可小梁为什么说自己缺乏管理能力呢？这时候，小梁接着说："戴姐，虽然您每天在公司埋头苦干、加班加点，但从不表现自己，早已给公司领导留下'正是干才，绝非帅才'的口实。杨姐恰恰相反，她不仅会表现自己，而且拿捏有度、尺寸得当，再加上她专业技能也不弱，最终给领导留下'看似干才，实为帅才'的印象。这么一来，由杨姐出任业务主管也就顺理成章、不足为奇了！"听完这番话，小戴瞬间陷入沉思当中……

毫无疑问，故事中的小戴正属于社会中那些默默无闻的"老实人"，他们往往不善于、不敢于、不屑于适度表现自己，为此错失那些弥足珍贵、千金难求的职场机会，不仅无处施展自己的才华抱负，也给自己的人生留有遗憾。诚然在"老实人"群体中不乏取得成就的人，但这些成就与其自身实力所应达到的高度相差甚远，倘若他们能够适度表现自己，将自己的能力向领导展示，把自己的才华向同事体现，让自己的素质被客户知晓，定能获得领导赏识、同事赞许、客户认可，取得的成就也绝非现在的局面。对此，有些人或许会把原因归结于领导有眼无珠、不识泰山，可事实真是如此吗？

韩愈在《马说》中有曰："世有伯乐，然后有千里马。千里马常有，而伯乐不常有。故虽有名马，祇辱于奴隶人之手，骈死于槽枥之间，不以千里称也……"该文论证了伯乐对千里马的重要性，表达了作者对当政者不识别人才、不重视人才，直至埋没人才的强烈愤慨。但这从侧面反映出一个道理，那就是千里马应通过适度表现自己来吸引伯乐的那双慧眼。以故事中的小戴为例，她虽然在专业技能上不输小杨，但缺乏表现自己的意识和能力，诸如不时向上级汇报工作，及时完成上级交代的任务，反复揣摩上级的真实意图等。在公司定位中，小戴仅仅是一名专业技能相对出众的员工而已，可以为其他工程师所替代；而善于表现自己的小杨却是领导眼中的"香饽饽"，不仅具有非替代性，还被作为重点对象加以培养。两人的境遇截然不同、天壤之别，这究竟为何？我们认为，小戴的羞怯心理直接影响了她在事业上的发展进步。

所谓"羞怯心理"，是指人类在面临陌生社交环境或者感知不同社会评价时，从内心深处产生的拘谨、焦虑。比如年幼儿童产生羞怯心理，是因为遇到陌生人或处在陌生环境而产生紧张、恐惧；成年女子产生羞怯心理，是因为其认为自己正处于被他人评价的焦点上，由此产生窘迫、害羞。故事中的小戴正是在羞怯心理的作用下，担心自己处于被他人评价的焦点，或许她完全具备适度表现自己的意识和能力，但却因为内心中的窘迫和害羞，最终选择放弃。对于羞怯心理，我们应该如何克服呢？英国哲学家约翰·洛克曾说："礼仪不良有两种，第一种是忸怩、羞怯；第二种是行为不检点和轻慢。要避免这两种情形，就只有好好地遵守下面这条规则，就是不要看不起自己，也不要看不起别人。"

由此可知，克服羞怯心理的办法就是努力做到既不妄自菲薄，也不目中无人。除此以外，容易羞怯的人还应注意以下几点：第一，跟每个人说话。现实中，有些人碍于自身的羞怯心理而不敢同他人说话，其实这是一种缺乏自信心的表现。长此以往，你将处于一个相对隔绝的人际交往状态下，你的情况不为他人所知晓，他人的信息也不为你所掌握，职场升迁、待遇提升、留学深造等宝贵机会稍纵即逝、失之交臂。对此，我们必须努力克服羞怯心理，尝试同身边的每个人说话，以此在人际交往中树立信心。第二，停止胡思乱想。毫无疑问，一味地胡思乱想对克服羞怯心理没有任何作用。相反，它还会加重我们的羞怯心理，使自己故步自封、停滞不前。苏联作家高尔基曾说："在生活中，没有任何东西比人的行动更重要、更珍奇了。"由此可知，当下行动要远胜于胡思乱想，是克服羞怯心理的最佳选择。第三，扩大交际范围。在熟悉的环境下，我们的心态会轻松、举止会从容、谈吐会顺畅，并在心理上产生适从感和依赖感。在陌生的环境下，羞怯心理则会重新占据上风，紧张、焦虑、恐惧的情绪随之出现。如果你选择扩大自己的交际范围，那些新奇的环境就会在短期内变得熟悉，羞怯心理也就会烟消云散、不复存在。

在克服自身羞怯心理之后，我们还应具备一定适度表现自己的能力，避免拔苗助长、弄巧成拙、适得其反等情形出现：第一，认真工作。面对部门同事的升职、加薪、进修，我们难免会心生羡慕、情有嫉妒。为获得同样的机会，有些人开始急于表现自己，诸如擦桌抹椅、端茶倒水、打扫卫生等，对领导可谓是嘘寒问暖、关怀备至。不可否认，大部分领导对此很是受用，但他们更看重你的技术能力和工作业绩。如果你在工作中麻痹大意、丢三落四的话，顾此失彼、本末倒置的不良印象就会在领导脑海中出现，即便你表现得再勤快、再细致、再热情，也无济于事。因此，认真工作是适度表现自己的前提和基础。第二，主动作为。在竞争激烈的职场中，领导更喜欢那些在工作中主动作为的人，比如主动汇报工作进度、积极完成工作任务、及时交流工作内容等。与被动工作的人相比，主动作为的人往往富有责任心、抱有使命感、具备忠诚度，深受领导的青睐和重视。企业家陈安之曾说："成功者凡事主动出击。"换言之，失败者凡事被动等待。因此，主动作为是适度表现自己的关键所在。第三，把握尺度。毫无疑问，表现自己实质上是一种展示工作能力、彰显个人品质、显露综合素质的有效方法，但凡事不要过分，一旦表现过头，你难免会遭到领导的反感、同事的猜忌。历史上，那些功高盖主、位极人臣的文官武将都难逃"飞鸟尽，良弓藏；狡兔死，走狗烹"的悲惨结局，鲜有人寿终正寝、功德圆满。因此，表现自己一定要把握尺度、拿捏分寸。

第四节 努力超越你的极限

"没有做不到,只有想不到",当我们行至自己从未去过的地方时,总会发现自己有能力走得更远,从而看到更多美丽的风景。但生活却似乎一直在以不同的方式羞辱着我们,总拿一些不曾碰触的美好诱惑我们,同时也为我们铺好一条荆棘丛生、曲折蜿蜒的人生路。这条路上,有的人安于现状、贪图享受,为眼下的景色所迷惑,思想保守、故步自封;有的人心怀不甘、追名逐利,最终为当下的困难所折服,丧失斗志、一蹶不振;有的人不安现状、挑战自我,为未来的美好所吸引,超越极限、勇攀高峰。不可否认,那些不安现状、超越极限的人是最值得我们敬佩的,他们即便身处安逸的环境也要挑战自我、激发潜能、超越极限。为此,他们总是寻找各种理由,以期发现更好的自己。然而我们很多人却从未挑战过自己,甚至连超越极限的想法都不曾有过……

大刘曾是一家中外合资企业的人力主管,但如今他却成为一名待业者。在此之前,他工作勤奋、乐于助人,深得领导和同事的喜欢。与此同时,他的人缘也不错,企业老总特别赏识。工作不到三年,他就被提拔为人力主管,成为企业中最年轻的管理人员。坐上人力主管的位置后,他拿着丰厚的薪水、开着企业的公车、住着豪华的公寓、吃着酒店的大餐,真可谓满面春风、洋洋得意。此时此刻，他再不是当初毕业时一贫如洗、一文不名的样子了，他认为这才是自己想要的生活，人生的美好也不过如此。自此以后，他的事业心、进取心仿佛一夜之间消失殆尽，常常把手头的工作交给助理去做，自己却经常上班迟到。当朋友们劝他应该亲力亲为、勤奋工作时，他却说："能当上人力主管我已经很满足了，我又不想当企业老总，已经不需要我那么拼命了，干吗把自己搞得那么辛苦啊？"在担任人力主管的三年时间里，他不仅没有做出什么突出的业绩，甚至连企业最基本的人事工作都出现了问题。这时候，朋友们再次提醒他赶紧转变，如果继续这样下去一定会很危险的，但他还是没有把朋友的话放在心上。一天，他像往常一样跨进办公室，却看到助理竟坐在自己的办公桌前，桌上赫然摆放着辞退通知书，助理说："你已经被企业辞退了，请回吧！"看到这一幕，大刘像一个泄了气的皮球，灰溜溜地从办公室里走了出来。

毫无疑问，一旦你停止前进的步伐，试图喘口气、喝口水、抽口烟时，你就会被别人超越，因为在你休息的时候，别人并没有停止前进的步伐。无论你是成功还是失败，一旦安于现状，你便埋下了失败的种子，最终只能品尝失败的苦果。上述故事中的大刘在工作上也曾是一个"拼命三郎"，但在成为企业人力主管后却安于现状、不思上进，缺乏应有的事业心、进取心，最终被自己的助理迎头赶上、扫地出门。当前，竞争已成为时代主题，安于现状的人最终会为这个世界所抛弃。无论你曾经多么努力、多么出色、多么优秀，从你决定安于现状的那一刻起，你已经变得消极懈怠、贪图安逸，你会把自己所做的每一件事当作完成任务而已，不再思考如何去做得更好，各种危机也就随之而来，失败的结局也就离自己不远了。

每个人天生就具有惰性，总是倾向安于现状、贪图安逸，不到迫不得已是不会去改变自己、挑战自己、超越自己的。当一个人长期沉迷于这种生活，就会忽略环境的变化、他人的进步、时代的要求，当危机真正来临时就如同瓮中之鳖一样束手就擒、坐以待毙。但现实中，有的人却不满现状、不甘平庸，向自己人生的极限发起一次又一次冲击。

在雅典残奥会SB3级女子50米蛙泳决赛中，日本运动员成田真由美以56秒20的成绩夺取冠军，并且打破世界纪录，这是她在本届残奥会上的第四枚金牌，此前她已经在女子S4级100米、200米自由泳和50米仰泳比赛中夺冠。离场时，成田真由美与澳大利亚选手马拉基相拥而泣，对已拥有12枚残奥会金牌的她来说，这些早已不再重要，重要的是她赢得了人生挑战，超越了人生极限。成田真由美出生于日本神奈川，小时候不幸患上横贯性脊髓炎，造成下半身瘫痪，但一次偶然的机会却开启了她辉煌的泳坛生涯。在仙台举行的日本残疾人游泳锦标赛上，神奈川游泳接力队正缺少一名队员，教练便邀请她去参加。从那以后，她便开始练习游泳，凭借过人的天赋和艰苦的训练，最终在比赛中取得冠军。但在回家途中，她遇上交通事故，造成颈椎受伤，先后住院治疗达20多次。成田真由美是一个不安现状、积极进取的人，她曾说："我的纪录不想被别人破，自己的纪录要由自己来破！"康复后，她再次重返泳池。在亚特兰大残奥会上，她获得了2枚金牌、2枚银牌和1枚铜牌，打破两项世界纪录；在悉尼残奥会上，她获得6枚金牌和1枚银牌，打破5项世界纪录。

不可否认，成田真由美的成就与其自身条件密切相关，如果她没有罹患疾病、身残志坚，或许创造泳坛神话的就是别人。"生于忧患，死于安乐"，每个人的发展都需要忧患意识，人一旦意识到自己所处的环境出现不利因素，就会尽最大努力去改变，以提升自己对环境的满意度。但人如果对自己所处的环境感到满意，则会失去潜在的事业心、进取心。长此以往，一旦环境出现不利因素，我们就会产生新的不适应，但这时我们早已丧失改变和适应环境的能力，只得为环境所抛弃或淘汰。由此可知，忧患意识不仅是我们适应环境、不断发展的必需品，还是我们挑战自我、超越极限的营养品。现实中，有些人或许并不缺乏忧患意识，但始终没有叩开"极限之门"，这又是为什么呢？

美国心理学家马斯洛把人的需求分为五个层次：第一，生理需求，即人对水、阳光、空气、睡眠、食物等物质的需求，如果这些需求得不到满足，人的生命就会受到威胁。第二，安全需求，即人对生命安全、健康保障、道德规范等机制的需求，如果这些需求得到满足，人就会关注其他更高需求。第三，情感需求，即人对亲情、友情、爱情、性等情感的需求，如果这些需求得不到满足，人就会怀疑自己的价值。第四，尊重需求，即人对获得他人尊重、实现自我尊重的需求，如果这些需求得到满足，人就会对自己产生认同感。第五，自我实现需求，即人对创造力、自控力、超越力的需求，此种需求属于最高需求，有待人去挖掘潜能、挑战自我。毫无疑问，努力超越自己的极限就属于典型的自我实现需求，并且还能体验到不曾有过的"快感"。

人们在登山时都曾有这样的体验，一旦完成既定登山目标便会产生快乐、愉悦、满足的感觉，但他们并不会就此停下。相反大多数人都会再挑战一下自己，继续向高的山峰攀登。这时候另外一种感觉就出现了，登山开始成为一件极为刺激有趣、充满无限可能的事情，他们不断地自我肯定、自我认可、自我满足，并最终形成一种纯粹的兴高采烈、欢愉快乐、心花怒放的积极心理状态。在这个过程中，他们不会恐惧、不会忧虑、不会焦躁，因为他们已经完成了既定目标，不论在哪里停下来，他们都挑战了自己原有的极限，打破了自己原有的记录，超越了自己原有的目标，并且这种"快感"会伴随整个过程，令人如痴如醉、沉迷其中、无法自拔。因此，我们应努力超越自己，获得并体验这种"快感"，最终实现人生的目标和价值。

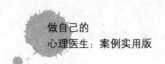

第五节　注重工作中的小事

在竞争日益激烈的今天，如果你想在职场上有所建树、取得成绩，就必须注重工作中的小事，把握岗位上的细节。荀子曾说："不积跬步，无以至千里；不积小流，无以成江海。"意思是行程千里，都是从一步一步开始的；无边江海，都是一条条小溪汇聚的。如果做事不从一点一滴、一丝一毫中做起，就无法实现"至千里，成江海"的人生目标。与此同时，小事和细节还决定着成败，一首流传许久的民谣便是证明，即"丢失了一个钉子，坏了一块蹄铁；坏了一块蹄铁，折了一匹战马；折了一匹战马，伤了一位骑士；伤了一位骑士，输了一场战斗；输了一场战斗，亡了一个帝国。"或许这有些夸张，但从侧面印证了小事和细节的重要性。如果这首民谣无法让你信服，那请看看人类历史上所出现的航天灾难。

1967 年 8 月 23 日，苏联"联盟一号"宇宙飞船在经过 24 小时的太空飞行后准备按预定计划返航，当返回地球大气层时，减慢飞行速度的降落伞却始终无法打开，地面指挥中心的工作人员采取一切救助措施也无济于事。两小时后，宇宙飞船坠毁于俄罗斯奥伦堡附近的平原上，宇航员科马洛夫壮烈牺牲。事故发生后，苏联航天专家立即组织开展调查，发现"联盟一号"宇宙飞船的降落伞系统存在致命缺陷，原因竟是工作人员在计算数据时疏忽了一个小数点；1986年1月28日，美国"挑战者"号航天飞机在发射升空73秒后爆炸解体，坠毁在佛罗里达州中部的大西洋沿海处，机上7名宇航员全部遇难。经过调查，航天飞机右侧固体火箭助推器的O型环密封圈失效，使得固体火箭助推器内的高压、高热气体泄漏，严重影响毗邻的外储箱，使其在高温的烧灼下结构失效，并使右侧固体火箭助推器尾部脱落分离，最终导致灾难发生；2003年2月1日，美国"哥伦比亚"号航天飞机在得克萨斯州与路易斯安纳州上空进入地球大气层，正当人们庆幸第28次航天任务顺利完成时，航天飞机却突然在空中爆炸解体，残骸从达拉斯市的郊外一直飘散到泰勒市，甚至有一部分残骸落入了路易斯安纳州。事故原因竟是一块20英尺长的隔热瓦在点火发射后从航天飞机外部燃料箱上脱落，并砸中了航天飞机的左翼，致使机翼出现损坏的风险，最终导致事故发生。

　　"失之毫厘，差之千里"，一些无关痛痒的小事和不关大局的细节往往决定着成败。如果航天专家和其他人员能够注重小事、把握细节，仔细对待每个小数点，认真测试每个密封圈，精细检查每块隔热瓦，不仅能挽救航天员的宝贵生命，还能避免航天业的巨大损失。当然，这仅是我们一厢情愿的天真想法，但却向世人揭示了一个深刻的道理，那就是"工作无小事，成败看细节"。现实中，很多人都曾明白这个道理，却仍然看轻工作中的小事，依旧疏忽岗位上的细节，沉溺在"天降大任于斯人"的幻想中，陶醉于"天生我材必有用"的自负上。其实大部分时间里，我们都是在干一些小事、忙一些细节，如果每个人都能做好这些，那他一定不是一个简单的人。

　　汉克斯是在18岁那年进入德国大众汽车制造厂的，起初他只是工厂里一个极不起眼的勤杂工，正是注重工作中的每件小事和细节，他在自己30岁那年成为厂里最年轻的中层管理者。刚进工厂时，他在很短时间内就知道一辆汽车由零件到出厂大约需要23个部门的通力合作，并且每个部门的工作性质都不尽相同。汉克斯虽然年纪小、学历低，却颇有想法，他认为："既然自己要在汽车制造厂干一辈子，那就要干出一番名堂来，就必须深刻了解并熟练掌握汽车的全部制造过程！"于是，他主动要求从最基层的勤杂工做起。在德国大众汽车制造厂里，勤杂工不属于正式的员工，既没有固定的工作场所，也没有稳定的待遇收入，哪里有零星工作就要去哪里。可即便如此，他也干得十分认真、十分起劲，通过勤杂工这个工种，他接触到工厂的各个部门，了解到部门的工作性质。三年之后，他申请调到汽车轮胎部工作。不到一年时间，他就学会了汽车轮胎的加工成型技术，并可以通过肉眼检测汽车轮胎的质量。后来，他又申请调到焊接部、车身部、喷漆部去工作，利用四年的时间，他几乎把厂里各个部门的工作都做遍了。最后，他决定申请调到汽车装配线上去工作。

　　面对儿子的决定，汉克斯的父亲十分不解，他说："你在厂里已经工作十年了，可总是做一些焊接、喷漆、检测的小事情，这次你又申请调到装配线上去，不怕耽误自己的前程吗？"汉克斯笑着对父亲说："爸爸，你不明白！我是以整个汽车制造厂为工作目标的，并不急于成为厂里某个部门的小头头，我必须花点时间了解厂里的每个工作流程。或许你无法理解我的决定，但我是用现有的时间去做最有价值的事情，我所学习的不只是汽车零件如何制作，而是整辆汽车如何制造！"听完这番话，父亲的脸上露出满意的笑容。两年后，汉克斯认为自己已经具备了管理者的基本素质，他决定先在装配线上显露头角。由于他在每个部门都工作过，不仅懂得零件的制造流程，还能分辨零件的质量优劣，这促使他在短期内成为装配线上的关键人物，并最终成为一名中层管理者。

毫无疑问，汉克斯的事例值得我们学习和借鉴，他用了十年的时间从一个微不足道的勤杂工成为一名举足轻重的管理者，其中的奥秘便是注重工作中的小事，把握岗位上的细节。那么作为一名刚入职的年轻人，我们应该如何做到这一点呢？下述建议值得参考：

第一，选择离走廊近的位置。研究表明，每个人都倾向于跟自己熟悉的人开展合作，而这种熟悉通常来自于一种存在感。初入单位时，如果座位已经被安排好的话，你只得无条件接受；但若是可以选择的话，你应该选择离走廊最近的位置。这个位置属于办公室的交通要道，领导和同事时刻感觉到你的存在，机遇也会纷至沓来；当你的位置处在办公室偏僻的角落里，领导和同事难以感受到你的存在，机遇则会擦肩而过。当然，这个位置也会给你带来一些不必要的麻烦，比如领导随机安排的一些工作任务、同事紧急求助的一些琐碎事务等。

第二，准备适量的糖果点心。这一点看似跟我们的工作没有任何关联，殊不知其所发挥的作用通常出乎你的意料。众所周知，糖分不仅能满足人们对食物的需求，还能使心情变得愉悦。当你与同事一起分享糖果点心时，彼此之间就建立了正向联系，轻松愉快的工作氛围就此形成，和谐融洽的人际关系由此开启。在同事眼中，你还会被看作是一个大方的人，从而为自己赢得更多机遇。当然，你所准备的糖果点心必须是适量的，毕竟这是办公场所，切忌在办公桌上摆满这些东西，以免给领导和同事造成不良印象。

第三，准确记住同事的姓名。虽然姓名仅是每个人的代号，但如果你能准确记住同事的姓名，并能够用正确的发音称呼他们，这体现了你对他们的一种尊重。相反，如果你未能准确记住同事的姓名，或者未能用正确的发音称呼他们，即便同事大都选择一笑而过，但也会心有不悦、情生芥蒂。因此，准确记住同事的姓名是我们初入单位的必修课。与此同时，我们还应该牢记领导和同事所对应的职务，毕竟单位里的称呼大都是由"姓氏"和"职务"组成，如果你未能准确记住他们的姓名，那就直接称呼他们的职务，这也是一个不错的选择。

第四，向大家再次介绍自己。对于初来单位的新人，领导一般会向大家进行介绍，这或许是一种固有"套路"，但并不表明大家已经了解并接纳你。相反，很多人难免会嗤之以鼻、不屑一顾。对此，你应该另择时机向大家做自我介绍，不仅使他们对你所有了解，还有利于其从心理上接纳你、包容你、肯定你，最终拉近彼此的心理距离。你可以选择双方的共同点为突破口进行交谈，比如年龄上的接近、爱好上的相似、专业上的相通等。总之，这是你接近大家的一次绝好时机，一定要正确对待、认真把握。

第五，远离职场的敏感区域。无论什么性质的单位，国家机关抑或公司企业，都存在所谓的职场敏感区域，这里是人们交换信息、商讨工作、决定事项的地方，比如洗漱间、吸烟区、更衣室、楼梯口、走廊边等。当然，钩心斗角、尔虞我诈也是职场中的家常便饭。对此，职场新人最好远离这些敏感区域，避免使自己陷入"职场陷阱"。同时，你也可以窥探这些区域通常有哪些人聚集，但不要发出自己的声音，更不能加入他们的交谈，以免使人对你产生"职场站位"的错觉。

第六章

CHAPTER 6

成为情感心理专家

　　爱尔兰剧作家萧伯纳曾说："家是世界上唯一隐藏人类缺点与失败的地方，它同时也蕴藏着甜蜜的爱。"由此可知，感情才是支撑家庭、维系婚姻的根本所在。

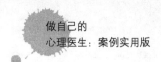

第一节　婚姻的基础是信任

众所周知，人生的"四大喜事"分别是洞房花烛夜、金榜题名时、久旱逢甘露、他乡遇故知，婚姻作为头等喜事，不仅意味着安家立业，也代表着繁衍生息。从踏上婚礼红毯的那一刻起，每个人都希望幸福美满、天长地久，并幻想白头偕老、终生不渝。然而，随着现代生活节奏的日益加快，独立、开放、自主的婚恋观开始改变人们对婚姻的原有认识，婚姻这座围城更像瓷器，看似精美，实则脆弱，一不小心就会摔得粉碎。如果一个人目睹破碎的婚姻愈多，其对婚姻本身就愈缺乏信心，就愈容易导致婚姻的散场与破裂。可问题随之而来，如何才能得到一个幸福且长久的婚姻呢？著名学者周国平曾说："一个好的伴侣关系，应该是以信任之心不限制对方的自由，又以珍惜之心不滥用自己的自由。"换言之，伴侣之间应该相互信任、彼此珍惜，既不限制对方的自由，也不滥用自己的自由，这才能确保婚姻的幸福与长久。其中，信任是婚姻的前提，更是婚姻的基础，夫妻之间一旦缺少信任，婚姻裂痕便随之出现。

二十世纪九十年代初，喜剧明星周星驰出演电影《望夫成龙》中的男主角石金水，女主角吴带娣则由女明星吴君如饰演。影片中，乡间长大的石金水自幼寄人篱下，且与村中酒楼老板的大女儿吴带娣青梅竹马、私定终生，但两人的结合却遭到吴父的强烈反对。经过妹妹的指点与帮助，吴带娣义无反顾地与石金水选择私奔，共同来到市区租房子、讨生活。在一间狭小简陋的屋子里，两人举行了拜堂仪式，妻子的脸上洋溢着女人特有的幸福，而丈夫的面容却充满着男人少有的虔诚。"当家才知柴米贵，处世方知父母恩"，由于他们没有任何收入来源，本应甜蜜的婚后生活却困难重重、窘境频生。对此，身为一家之主的石金水只好去外面寻找工作，尽管枝节横生、四处碰壁，他还是在一家珠宝公司获得机会，但需要交纳两万元的保证金。为凑够这些钱，吴带娣不仅在游乐场干着保洁，还瞒着丈夫偷偷在舞厅做起卖艺不卖身的舞女。纸终归包不住火，得知真相的丈夫与介绍妻子做舞女的中间人大闹一番，虽然妻子是清白的，自己也向她道了歉，但两人的感情开始出现裂痕。

自此以后，石金水积极上进、努力工作，特别是在珠宝公司女经理的大力提携下，他很快就坐上了部门主管的位置。随着收入的不断增加，两人也从破阁楼搬到电梯房，家里的生活电器更是一应俱全，但彼此的观念开始出现分歧。在珠宝公司组织的晚宴上，吴带娣把一个荷包蛋放在烧熟的鱼子酱上，这种有失体面的做法引得众人为之侧目。看着温文尔雅的女经理，再对比自己的糟糠之妻，丈夫感觉特别没面子，但也不知该说些什么。一天清晨，即将上班的石金水发现自己那部带有记事功能的计算器不见了，他翻箱倒柜、挖地三尺也不见其踪影，原来吴带娣在做家务时误把计算器当作游戏机送给了妹妹。得知真相后，石金水火冒三丈、大发雷霆，认为妻子总是给自己添堵，而吴带娣也泪眼婆娑、满腹委屈，感觉丈夫早就对自己厌烦。就这样，他们分道扬镳、各奔前程，石金水同女经理远赴新加坡拓展珠宝业务，而吴带娣则开始周游世界。在新加坡的日子里，石金水的办公桌上仍然摆放着妻子的照片，而吴带娣选择周游世界，也是为了成全丈夫的事业与前程。两年后，思妻心切的石金水重返香港，在之前居住过的破阁楼里追寻那美好的回忆，当他站在阳台上眺望远处时，竟意外看到了妻子的身影。影片结尾处，两人在路边深情拥吻，一名行走的路人出于好奇驻足旁观。见此状况，石金水急忙将其推开，可对方仍然不走。这时候，性格泼辣的吴带娣对其飞踹一脚，影片随即在对方的哀号声中宣告结束。

在我们看来，影片中那名围观的路人恰似干扰婚姻的各种因素，诸如生活的琐碎、工作的重压、精神的困惑等，它使我们的情感出现裂痕，关系出现不和，婚姻出现危机，但信任是克服这些不良因素的关键所在。平心而论，石金水和吴带娣一往情深、矢志不渝，即便感情出现裂痕，观念出现分歧，他们依旧能够信任彼此，这无疑为两人破镜重圆、和好如初埋设伏笔、奠定基础。现实中，很多伴侣往往难以做到这一点，彼此怀疑、相互猜忌，为婚姻注入了一剂毒药，让双方愁云密布、苦不堪言。毫无疑问，信任是每个人在生活中应当具备的基本态度，它是一件简朴却又奢侈的东西，需要我们用真挚的情感不断浇灌。在婚姻关系中，信任可以使你永远保持清醒的头脑，免受外来因素的干扰和侵袭，充分保障婚姻的坚实和稳固。试想一下，伴侣之间如果连最基本的信任都做不到，婚姻关系就会有名无实、形同虚设。

既然婚姻的基础是信任，我们是不是应该努力做到这一点？答案是肯定的，但这仅仅是一个美好的设想。心理学家发现，不安全感的存在致使我们中的多数人难以信任他人，甚至还包括与自己存在血缘关系的父母、兄弟、姐妹。这些人尚且不被信任，更何况那位与自己仅存婚姻关系的伴侣？所谓"安全感"，是人类心理需要的第一要素，也是人格中最基础、最重要的部分，它一般建立在我们的幼年时代，特别是三岁以下的时候，它的建立与形成来自于我们的父母。当然，不安全感也是人类普遍具有的心理特征，焦虑症、恐惧症、疑病症、强迫症以及恶劣的心境都是其重要表现形式。其实，每个人的一生都在不断地寻求安全感，以消除不安全感给自己心理带来的影响和伤害。在婚姻关系中，我们通常会在对方面前不断贬低自己，但实际上内心却希望对方否定自己的自我贬低，甚至希望其做出始终深爱自己的承诺。与此同时，我们还会竭力寻找、刻意培养彼此之间的"共同点"，从而制造"我们在一条战壕中"的假象，这一点颇具古代"投名状"的味道。除此以外，物质的获得与满足也是增强自身安全感的重要方式，比如女方要求男方将自己的名字写到不动产登记簿上，以此作为双方结婚的前提条件。

上述现象无非揭示了这样一个道理，即不安全感的存在是我们无法信任他人的根本原因，也是婚姻关系难以持久的重要缘故。与男性相比，具有独特生理结构的女性在心理上极易产生不安全感，婚后往往会变得忧虑、烦躁、多疑、抑郁、恐惧。英国著名诗人拜伦曾说："爱情是男人生命的一部分，却是女人生命的全部。"由此可知，男性对爱情的态度或许远远不及女性，但后者的确把爱情奉为自己整个生命的全部意义所在，这也为婚后女人变得多疑提供了合理解释。那么，婚后的两人应该如何做到信任彼此呢？对此，专家给出下列方法和建议：

第一，确保自己独立。现实中，很多女性在婚后就逐步丧失了原有的独立性，认为依靠男性是天经地义、理所当然。从婚姻角度来看，此种观念和想法本无可厚非，但最牢固的感情大都势均力敌。如果婚后女性在经济上、精神上丧失独立性，不安全感就会在女性心中产生，之前信任对方的契合度就会降低，并最终影响婚姻质量。因此，婚后女性应该在经济上、精神上确保自己独立，不仅让婚姻基础更为牢固，也使应对能力不断增强。

第二，赋予对方空间。在婚姻关系中，对方好似自己手中捧着的细沙，如果你想将其紧紧攥在手中，结果总会事与愿违、适得其反，细沙只会从手指缝中不断漏掉。当然，在自身不安全感的作用下，如果你把对方管得太严、逼得过紧、压得太死，其就会从感情上淡漠你、心理上疏远你、情绪上憎恨你，信任就变成一厢情愿、一纸空谈。因此，婚后双方应该赋予对方空间，保证细沙终会留在自己手中。

第三，彼此坦诚沟通。对伴侣而言，坦诚沟通是表达心理需要、释放不良情绪、减轻内心痛苦的重要途径和基本方法，它能使彼此更深入地了解对方，还会避免不必要的误解和矛盾。然而，很多伴侣不能够坦诚沟通，而是刻意选择彼此分离。同时，一味地追求物质的满足与丰盈，也使他们忽视了精神生活的需求和满足。因此，婚后双方应该坦诚沟通，从心理上增加彼此的安全感，建构信任自己、信任对方、信任未来的积极生活态度。

第二节　给彼此一点空间

众所周知，爱情是世界上最美好的感情，每个人都为之向往和憧憬，都希望自己的爱情能够天长地久、山高水长，现实却常常令我们大失所望、心灰意冷，因为爱情的保鲜期似乎越来越短，爱情的牢固度似乎越来越低，爱情的生命力似乎越来越弱。究其原因，很多人没有把握住爱情的尺度，单纯且片面地认为挨得愈近便爱得愈深，把"距离产生美"的道理抛之脑后，不仅失去了对方，也失去了自我。与现代人形影不离、亲密无间的婚恋思维不同，古人早已领悟到爱情的真谛，那便是给彼此一点空间。在宋词《鹊桥仙》中，北宋文学家秦观有言："两情若是久长时，又岂在朝朝暮暮。"换言之，两人的爱情只要海枯石烂、至死不渝，又何必在乎卿卿我我、风花雪月。这首咏叹七夕的节序词，借牛郎织女的故事来表现人世间的悲欢离合，同时也从侧面印证了"空间"的重要性。平心而论，人与人相处需要一定的空间，但其中的尺度难以把握。如果太大，容易失去彼此；倘若过小，则会招致怨恨。与此对应，婚恋中的"妻管严"和"大男子主义"则是空间失衡的典型表现，它背离了爱情的初衷，让彼此身心感到不适，致使感情发生破裂，婚姻出现危机。

早年的香港电影《河东狮吼》一经播出便受到观众们的热烈追捧，

导演马伟豪用喜剧的表现手法呈现出一段凄美的爱情故事，加之片中演员们稳重不失幽默、严肃不乏诙谐的高超演技，都使得影片大放异彩、一举成名。当然，这些并非我们所讨论的重点，我们只是想把一个"妻管严"的形象完整地呈现给大家。顾名思义，"河东狮吼"泛指强悍的妻子，片中的女主角柳月娥恰是这样的人，作为北宋年间有名的烈女，她出身镖局世家，不仅武艺高强、行侠仗义，而且性格泼辣、疾恶如仇，始终追求专一的爱情与圆满的婚姻，即便步入女大当嫁的年龄，也无人敢问、无人愿娶。与此同时，片中的男主角陈季常则是一副文人骚客的做派，吟诗作对、把酒言欢，更喜欢携三两好友出入青楼、寻花问柳，但他性格懦弱、胆小怕事，胸无主见、死要面子，属于一个典型的羸弱书生，这为其婚后成为"妻管严"埋下了伏笔。

正所谓"有缘千里来相会，无缘对面不相逢"，两个看似毫不相干的人竟然心有好感、互生情愫。在一次诗人演唱会上，柳月娥再次遇到让其心动的陈季常，恰好皇上为两人赐婚，成全了一段美好姻缘。婚后不久，在丈夫面前温柔、贤惠的柳月娥开始原形毕露，凶悍、霸道，不仅要对方做出"这辈子只能爱我一个人"的保证，还把府里的下人们收拾得服服帖帖、毕恭毕敬。然而，考验两人感情的挑战才刚刚开始，在一帮旧友的怂恿与鼓动下，本性难改的陈季常趁着妻子熟睡之际，奔向酒肆、踏入夜店，开启了婚后难得的狂欢模式。不一会儿，睡醒的柳月娥从管家那里得知丈夫去向，瞬间火冒三丈、怒气冲天，当即前往"花都会"拿人。为掩饰身份、遮蔽耳目，她假扮舞女接近烂醉如泥、不省人事的丈夫，准备责骂对方时却从其口中听到"老婆，我回来了"的声音，顿时怒气全消、心生爱意。

毫无疑问，柳月娥性情泼辣、管束甚严，但陈季常仍然爱着她，两人确实情比金坚、爱似海深，虽然片中他受郡主蛊惑而与之共度良宵，逼得妻子喝下失去记忆的"忘情水"，但通过自己的不懈努力，特别是在擂台上的真情告白，最终唤醒对方的过往记忆，从而破镜重圆、和好如初。这样的圆满结局不仅满足了大众的审美心理，也迎合了人们的观影口味，但也从侧面折射出一个问题，妻子真的有必要对丈夫严加管教吗？我们认为，妻子对丈夫的管教是必需的，但仍应该给其一点空间。英国哲学家罗素曾说："爱情只有当它是自由时，才会叶茂花繁，认为爱情是某种义务的思想只能置其于死地。"由此可知，自由或许才是爱情生根发芽的土壤，如果把其看成某种义务而视对方为己物，爱情终会离你远去。不可否认，片中的陈季常心猿意马、拈花惹草，确实需要柳月娥的一番管教，但这样一来，在对方逆反心理的作用下，往往会适得其反、背道而驰。

提及逆反心理，多数人会认为这是青少年所固有的心理状态，基于浓厚的好奇心理、特异的生活经历、强烈的自我意识而逐步生成，通常表现为桀骜不驯、玩世不恭、游戏人间，正如已逝香港歌手黄家驹所唱的那样："原谅我这一生不羁放纵爱自由，也会怕有一天会跌倒！背弃了理想，谁人都可以，哪会怕有一天只你共我……"殊不知，逆反心理在婚恋成年人身上普遍出现，只不过表现形式相对柔和而已。所谓"逆反心理"，即个体以维护自尊为目的，针对对方的要求而采取截然相反的态度或言行的一种对抗性质的心理状态，一般分为主动逆反心理和被动逆反心理两种情况。在主动逆反心理下，对方的说话态度、表达方式、行为举止得体恰当，但由于个体心境不佳而产生对抗情绪；在被动逆反心理下，对方的说话态度不好、表达方式不适、行为举止不当，致使原本心境尚可的个体产生对抗情绪。研究发现，婚恋中逆反心理的产生主要源于对方的指责与命令，虽然这些批评和建议是极有必要的，但一定要注意方式和场合。如果你在公共场合指责自己的丈夫，尽管对方俯首帖耳、唯唯诺诺，但同时也颜面尽失、无地自容，自尊心受到严重打击和强烈伤害，从而产生逆反心理。与此同时，如果妻子眉头紧蹙、痛彻心脾，即便丈夫的建议和风细雨，也会引发对方的反感和抵触，终将出现逆反心理。除此以外，婚恋中的一方如果对另一方管得过严、过死，致使其在日常生活中没有一点属于自己的空间，也极易招致逆反心理的产生和出现。由此可知，无论情侣之间，抑或夫妻双方，都应该互相尊重、彼此理解，从根源上消除逆反心理。

无独有偶，与"妻管严"相对应，"大男子主义"是另一种空间失衡的典型表现。大学毕业后，齐梅在闺蜜的介绍下嫁给比自己大三岁的鞠安，对方浓眉大眼、血气方刚，颇具男子汉气概。三十而立的他在事业上也小有成就，是当地一家外资企业的副经理，拥有许多男人梦寐以求的东西，诸如宽敞的房子、豪华的汽车、不菲的年薪等。结婚后，鞠安对齐梅一直很好，总是迁就和忍让她的小脾气、小任性。正所谓"黄金无足色，白璧有微瑕"，鞠安也有齐梅不满意的地方，他不仅大包大揽、越俎代庖，还经常疑神疑鬼、杯弓蛇影，很少考虑自己的想法和感受。除此以外，他还经常在家人和朋友面前挑齐梅的不是，让自己又尴尬、又生气。私下里，齐梅认为丈夫也确实很包容自己，想着忍忍就算了，可是后来她慢慢发现，丈夫开始变本加厉、肆无忌惮起来。

每年六月底七月初，在大学任教的齐梅总会被毕业生请去参加各种送别聚会，面对学生们的诚挚邀请和殷切期盼，性格内向、不善交际的她只得欣然前往。一天晚上，参加完聚会的齐梅急忙往家赶，她担心丈夫会因为这件事情跟自己发脾气、闹别扭。刚一进家门，她就发现鞠安一动不动地坐在沙发上，双唇微闭、眉头紧蹙、面带厉色，摆出一副教训人的模样。未等自己落座，鞠安就劈头盖脸地吼起来："你跑到哪里去了，这么晚才回家，以后这么晚就别回来了！"听到这番话，一股无名之火从心中冒出，齐梅大声说："我去参加学生送别聚会，又不是干啥见不得人的事情，你凭什么这么说我！"这时候，鞠安不依不饶地说："你是我的妻子，心里就应该有这个家，以后不许参加这些乱七八糟的活动！"面对丈夫蛮横无理、不近人情的样子，委屈的齐梅冲进卧室号啕大哭。对此，鞠安一脸惊愕，变得六神无主、不知所措，只得向妻子承认错误。即便如此，经过近十天的冷战，齐梅才与他重归于好。

正所谓"好了伤疤忘了疼"，不出一个月，鞠安的老毛病又犯了，他开始怀疑齐梅有外遇，每天下班都开车去学校接她回家，甚至以各种理由和借口阻止其参加诸如同学聚会、师生联谊、外出培训等正常活动。更让齐梅无法接受的是，他竟趁自己洗澡的时候偷偷翻看手机，逼得自己与其大闹一番。与此同时，鞠安还时不时在家人面前"打小报告"，常常让齐梅下不来台。一次，鞠安在客厅的沙发上同岳父聊天说："爸爸，您可不知道自己的女儿啊，惯得越来越不像话了。那天我们公司碰巧开会，她一连打来好几个电话。闹得我秘书一见我就说，你夫人出大事了，在餐厅不知道点什么菜好！就因为这，我都成公司的笑话了……"话音刚落，父亲帮腔说："小梅啊，你这也太不懂事了，不知道鞠安工作忙吗？"对此，齐梅感到特别委屈，其实那天她总共才打过两个电话，之前两人约好一起吃晚饭，但鞠安因临时有事给耽误了。就这样，齐梅先打一个电话问明情

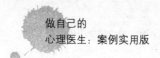

况，两小时后才打第二个。当时会议还没有开完，齐梅随口请秘书问下鞠安想吃什么，这件芝麻大点的小事却让他借题发挥、小题大做。

俄国作家列夫·托尔斯泰曾说："我们平等地相爱，因为我们互相理解，互相尊重。"由此可知，理解与尊重是男女之间平等相爱的基础和前提。故事中鞠安之所以摆出一副"大男子主义"的面孔和做派，是因为工作的压力、繁重的任务、复杂的关系使他透不过气，但他始终坚信妻子是最亲密的人，即使自己横加指责、无事生非，她也不会远离自己。殊不知，鞠安为满足自己的心理需要竟限制、剥夺齐梅的私人空间，这早已伤害了她。总而言之，婚恋中的两人在任何时候都应该给彼此一点空间，确保爱情的保鲜期更长、牢固度更高、生命力更强。

第三节　家庭不是讲道理的地方

　　家庭的意义非比寻常，不仅是人们居住的地方，而且是彼此生活的情感寄托。它如同一束温暖的阳光，融化掉心中的寒霜冰雪；它恰似一个温馨的港湾，遮挡住世间的风风雨雨；它好比一盏明亮的路灯，抚平人生中的崎岖坎坷。众所周知，男人是土、女人是水，家庭的建立正是以男女的结合为前提，即所谓的"和稀泥"。婚姻中，男女双方如果凡事都讲道理的话，终会心力交瘁、疲惫不堪，家庭这个栖息地也会支离破碎、不复存在。究其原因，家庭不是讲道理的地方，而是讲感情的地方。爱尔兰剧作家萧伯纳曾说："家是世界上唯一隐藏人类缺点与失败的地方，它同时也蕴藏着甜蜜的爱。"由此可知，感情才是支撑家庭、维系婚姻的根本所在。现实中，有些人难以领悟此番道理，竟把家庭变成摆事实、讲道理、论责任的场所，让人汗颜。

　　小孙是某三甲医院的一名外科大夫，他性格稳重、待人谦和、处事严谨，是大家公认的"好先生"。小闫是某省直事业单位的技术人员，她性格开朗、待人温和、处事大度，是单位有名的"好姑娘"。彼时的两人，都处于谈婚论嫁的年龄，在工会红娘的引荐和撮合下，两人见面并留下联系方式。不到半年，他们就步入婚姻殿堂，并在省城组建家庭。结婚后，两人的日子可谓"芝麻开花节节高"，小孙担任主治医师，小闫被聘为工程师，他们整日柔情蜜意、如胶似漆，令周边的同事和朋友一番羡慕。随着时间推移，彼此的缺点与不足开始慢慢显露，小孙发现小闫有点懒惰，经常不打扫卫生，自己上班本来就忙，一回家发现屋子里乱糟糟，气就不打一处来；小闫发现小孙有点小气，常常舍不得花钱，自己大手大脚惯了，结婚后买东西却处处受限，心情就特别郁闷。

一天下午，提早下班的小孙回到家中，趁小闫在单位加班的工夫把屋子收拾得一尘不染。没过多久，小闫推门而入，开玩笑地说："我的大忙人，今天怎么有时间做家务啊？是不是在外面做了对不起我的事啊？"听到这话，小孙有点生气，板着脸说："哪天不是我做家务啊？屋子里整天乱七八糟的，都快成猪窝了！"话音刚落，小闫就泪眼婆娑地说："你不就做了个家务，至于这么说我吗？我跟着你受的委屈还少吗？"一听这话，小孙也爆发了，大声说："我咋让你受委屈了，你每天买那些没用的包，这日子还过不过啊？"就这样，两人你一句、我一句的争吵起来，小孙认为小闫没有勤俭持家，不是一个温柔贤惠的好妻子；小闫认为小孙没有尽职尽责，不是一个撑起门户的好丈夫。当然，这场争吵没有得出任何结果，两人倒是把对方的陈年旧事给抖了出来，就像科学家求证真理一样，最后闹得昏天黑地、你哭我喊。

毋庸置疑，夫妻争执或吵架是特别正常的事情，两人在一起时间久了难免会一波三折、磕磕碰碰。但家庭不是讲道理的地方，过分强调孰对孰错，凡事弄个水落石出，会给彼此的心理蒙上阴影、带来伤害。日常生活并非科学实验，没有简单的评判标准，夫妻之间不必为一句话、一件事争得面红耳赤，更无须逞一时之能而伤害对方的自尊和信心。现实中，多少夫妻因为一个"理"字，会不自觉地埋怨对方、敌视对方、伤害对方，最终恩断义绝、镜破钗断、形同陌路。根据民政部印发的《2015年社会服务发展统计公报》，当年全国各级民政部门和婚姻登记机构共依法办理结婚登记1224.7万对，而依法办理离婚手续的却高达384.1万对。其中，民政部门登记离婚314.8万对，法院办理离婚69.3万对，而对方出轨、家庭暴力、性格不合、关系不睦、不良嗜好、购置房产等成为离婚的六大主因。其实，夫妻之间需要的是理解之心、宽容之心、相爱之心，不论在任何时候、任何地点，想念和牵挂的都应该是对方。如果故事中的小孙和小闫能够领悟此理，那他们日后的生活定能和和睦睦、幸福美满。

需要注意的是，生理结构的不同也决定了男女心理上的隐形差异，并催生出"男人不要跟女人讲道理"的至理名言。研究发现，男女双方在情感上普遍存在不同之处，男人的大脑偏向"机械化"，女人的大脑倾向"情感化"。具体表现为：第一，情感问题。男人通常难以理解对方，比较冷酷无情。女人往往为对方着想，容易多愁善感。第二，视觉感官。女人喜欢看言情剧，因感动而欢笑流泪。男人则爱好战争片，为场景而兴奋不已。第三，购物心理。女人通常没有明确的购物目标，因为她们确实喜欢闲逛。男人一般设定明确的购物目标，因为他们喜欢直奔主题。第四，关注内容。女人的情感区域比较活跃，会关注与情感有关的家长里短，比如父母生日、传统节气。男人的记忆区域比较活跃，会关注与记忆有关的细枝末节，比如道路布局、方向位置。除此以外，男女双方在言语表达上也颇为不同。与男人相比，女人更在意对方说话的态度，而不论事情本身，比如她心里会想："小事情而已，你这么大声，至于吗？"与女人不同，男人更在意对方所说的事情，而不论态度如何，比如他心里会想：

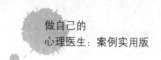

"事情虽不大，你始终不懂，好笨啊！"毫无疑问，此种差异极易导致男女双方在交谈中引发争吵，进而影响感情、干扰婚姻、破坏家庭。对此，身处婚姻这座"围城"的我们究竟该怎么办？

"国有国法，家有家规"，虽然家庭是一个讲感情的地方，但并不意味着可以耍刁撒泼、飞扬跋扈、横行霸道、蛮不讲理。"道理"作为一种世俗化的行为规范，不仅通行于世界各地，也规范着每个家庭，家风、家训、家教这些体现道理的规则正是家庭正常运转的基本保证。由此可知，家庭绝不是一个完全抛却道理的场所。可问题随之而来，我们应该如何在家庭中讲道理？专家认为，"身教"的力量要远远大于"言传"，与其苦口婆心、谆谆教导，倒不如以身作则、率先垂范。研究发现，人际关系中最重要的不是自己说过什么，而是曾经做过什么。以家庭教育为例，在孩子成长过程中，父母是其最重要的学习对象和模仿标准。如果父母对孩子说"你必须努力学习，不然长大没有工作"，但他们每天却与邻居打牌，消磨时间。时间一久，孩子就会慢慢质疑父母的教导和态度；倘若父母对孩子说"你必须认真看书，不然长大没有饭吃"，而且他们自己每晚都与书籍对话。时间一长，孩子就会逐渐相信父母的说法和态度。在家庭教育中，父母对孩子的影响是潜移默化的，其行为模式和处事态度都会成为孩子日后的行事规则。

上述理论也同样适用于婚姻关系，当两人遇到某件事情时，理性化的男人更喜欢摆事实、讲道理，虽然这并没有任何不妥，但感性化的女人却并不这么认为。在她们看来，更多的感情互动要远胜于事情本身，只有满足其对感情的基本需求后，她们才能够接受事实、领悟道理。简言之，就是"态度第一、事情第二"。与此同时，家庭也确实不宜过多地讲道理，且不说其中是否有对错可言，一旦分出对错，感情也会淡薄。婚姻中的两人是极为亲密的关系，彼此需要时刻感受到对方给予的爱，但当一方在讲道理的过程中败下阵来时，这也是其认为对方不爱自己的表现和征兆。台湾作家柏杨曾说："为了爱情的持续、婚姻的美满，妻子固要取悦丈夫，丈夫也要取悦妻子，至于如何取悦，乃是一种高级的艺术。"换言之，家庭更应该讲感情而非讲道理。试想一下，如果婚姻双方的感情均获得充分满足，即便面对棘手的事情，因为有牢固的感情做后盾，讲道理不会对另一方产生感情上的伤害。因为婚姻双方认为无论自己做错什么，对方都会爱着自己，并且也不会为家庭所抛弃。这个时候，讲道理不再具有威胁性和排斥性，道理中的内容也容易为其所接受。

　　总而言之，家庭不是讲道理的地方，家庭应是讲感情的地方。在满足对方感情需求的情况下，如果他（她）还是自以为是、一意孤行，那你只能以身作则、率先垂范，因为家庭是感情的寄托、幸福的所在……

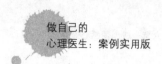
第四节　珍惜对你好的人

在电影《大话西游之仙履奇缘》中，演员周星驰的一段台词被世人奉为经典、广为流传，那就是"曾经有一份真诚的爱情放在我面前，我没有珍惜，等我失去的时候，我才后悔莫及，人世间最痛苦的事莫过于此……"恋爱中，大部分情侣一开始都是一方特别喜欢另一方，常常嘘寒问暖、关怀备至，但对方却是不痛不痒、无动于衷，沉溺在被人关心呵护的状态下而不知感恩。如果另一半不再频献殷勤、体贴入微，自己便开始不习惯、不适应，就会认为自己错在当初没有珍惜对方。此时，愧疚的心理油然而生、弥补的想法情不自禁，可感情也有"保鲜期"，一旦超期，你只能追悔莫及、后悔不已。因此，当我们遇到对自己好的人，一定要珍惜对方、诚心相待，莫到情意断绝时，徒留万念俱灰的心境和歇斯底里的哀伤。一位过来人这样回忆往事：

大学时期，我也曾遇到过一位对自己特别好的女生，她个头不高、皮肤不白、五官不美，甚至还带有乡下女孩特有的"土气"。或许是情窦初开，抑或是少女怀春，她竟然把我当作自己爱慕的对象。下课后，她会带给我好吃的；值周时，她会送给我面巾纸；比赛中，她会递给我矿泉水。平日里，她更是短信不停、电话不断，想方设法去接近我、讨好我、取悦我。虽然我并不喜欢她，甚至对她有些反感，但她对我的那些"好"却让自己特别受用。一天傍晚，她像往常一样约我去学校操场散步，没走几圈，她便对我说："我想做你的女朋友，好不好？"话音未落，我未加思考便断然拒绝，留下她一个人杵在那里。我不敢看她的眼睛，但我能感觉到她心中的失望、愤懑和怨恨。不一会儿，略带哭腔的她头也不回地跑出了操场。自那以后，我们形同陌路、视而不见，成为彼此间"最熟悉的陌生人"，她开始把有限的精力投入到无限的学习当中，而我则继续自己的网游事业。游戏之余，我总会感觉自己的生活缺少点东西，失落、孤寂、愧疚的情绪渐渐滋生、蔓延，我开始怀念她对我的那些"好"。一个月过后，"破镜重圆、重归于好"的念头居然在自己心中萌发，当我再次拨通那个熟悉的号码时，对面竟传来"您拨打的号码是空号"的声音。那一刻，我终于体会到"错过就再也回不去"的感觉，心中久久难以平静……

　　平心而论，很多人都曾有过这样的情感经历和切身体会，在失恋后也都会觉得亏欠对方，这其实是自身心理不平衡的一种合理化解释而已。可问题随之而来，这种心理不平衡从何而来？心理学家发现，当我们与他人恋爱交往时，如果你是被关心、被呵护、被宠爱的一方，那你的期待值会逐渐提高。换言之，你承受别人对你好的能力在不断提高，并且你对他人的要求和标准也在不断提高，甚至变得十分苛刻，令人难以接受。这个时候，你早已习惯对方对自己的种种好，一旦其伤心欲绝、拂袖而去，你固定成型的心理平衡就会瞬间被打破，你原先设定的应答机制也会霎时被破坏。面对心中的失衡感，你会在第一时间把根源归结于对方的离去；为弥补心中的不平衡，你会在最短期限内把焦点集中在对方的身上。总之，对方的离去会直接引发你心理上的不平衡，而这种失衡感又会使你萌发珍惜对方的念头。不过，此种所谓的珍惜不过是想恢复自己原有的状态罢了，归根结底还是为了自己。那么，我们究竟要不要珍惜对方呢？答案是肯定的，但珍惜应该是在恋爱期间，而不是在失去对方以后。

众所周知，两个人走到一起通常要经历相遇、相知、相恋和相守的四个时期。在生活节奏日益加快的当下，多数人早已把追寻爱情的过程定义在相遇、相知和相恋上，相守却似瓜熟蒂落、水到渠成的事情，可事实果真如此吗？对此，有人做了一个形象的比喻，如果把相遇比作清晨初升的红日，那相知则是上午柔和的阳光，相恋便是晌午炽热的光芒，而相守却是午后渐弱的明亮。不可否认，这个过程是不平坦的，初升的红日给彼此带来希望，柔和的阳光给对方带来温暖，炽热的光芒给两人带来激情，而渐弱的明亮却给彼此带来暗淡，这正应验了那句老话，即"相爱容易相处难"。这一恋爱中的普遍现象早已为心理学家所关注，他们认为一段成熟且真诚的情感必须经过下面四个阶段：

第一，共存阶段。在这个阶段，两个人恨不得每时每刻都黏在一起。因为对方的出现和到来，都令彼此欣喜若狂、高兴万分，在体内高峰值荷尔蒙的作用下，两个人都会在短时间内体会到恋爱期间特有的"眩晕感"。毋庸置疑，这是一种快乐的、美满的感觉，如果必须用一句话来形容它，那就是"幸福来得太突然"。此时此刻，对方的优点在你眼中被无限放大，即便缺点也变成特点，性格、学历、工作等相关因素早已被你抛之脑后，享受恋爱带来的甜美体验才是你的第一要务。

第二，反依赖阶段。当两个人的情感趋于稳定，热恋期的激情也会慢慢褪去。这时候，冷落就成为彼此之间的最直接感受，但这绝非真实体验。因为人是群居动物，二人世界不是彼此生活的全部，双方都有自己的亲人、朋友、同事等社会关系，也都需要认真交往、用心相处，你不可能把所有的时间和精力都放在对方身上。相反，你开始适时陪伴亲人、聚会朋友、呼唤同事，以维护这些曾经受到自己冷落的社会关系。不可否认，猜忌心强的人此时已经天马行空、胡思乱想，极易导致稳定的情感出现裂痕。

第三，独立阶段。在心理学家看来，这是反依赖阶段的持续和延伸，虽然对方早已在心中认定你，但其往往会要求更多的时间和更大的空间来维系原有的社会关系。这时候，两个人的情感热度持续冷却，甚至急剧降温，彼此间慢慢形成固定的交流方式和恒定的相聚时间，相互之间的狂热、惶恐不复存在。恰在此刻，很多人会片面地认为这是情感丧失的表现，殊不知情感好似一团火，让其燃烧需要彼此付出很多的能量，一旦能量用尽，情感这团火也就瞬间熄灭。因此，你所要做的就是让彼此的情感保持适当的温度，虽然不温不火，但却热度永存。

第四，共生阶段。毫无疑问，这个阶段不仅是情感的升华阶段，也是情感的稳固阶段。此时的两个人不仅习惯于对方的出现和存在，也掌握了彼此的习性、品格及特点。为确保情感的持续升华和不断稳固，双方都开始学会改变自己，比如换位思考、包容缺点、宽恕错误等。这时候，你们之间的相处之道业已形成，彼此间成为没有血缘关系的"亲人"，相互扶持、一起努力、共同进步，一起开创美好生活。与此同时，你们之间再也无法离开彼此，即便你会喋喋不休、埋怨不停，但还是愿意为对方加油助力、默默付出，相互搀扶、白头到老。

令人遗憾的是，很多情侣都难以通过反依赖阶段或者独立阶段，往往会因为一些微不足道的事情被迫选择分手。与婚姻这座围城相似，恋爱也是一座围城，只不过它没有前者结实、坚固而已。在恋爱这座围城中，双方难免会出现"当局者迷，旁观者清"的情况，一句气话、一个动作、一副表情都有可能使其土崩瓦解、支离破碎，过后却捶胸顿足、追悔莫及。其实恋爱中的双方大可不必如此，只要多一些理解和包容、多一份关心和爱护、多一点沟通和交流，就能达到"化干戈为玉帛"的良好效果。作家张爱玲曾说："因为爱过，所以慈悲；因为懂得，所以宽容。"意思是一旦自己爱过、伤过，你才会对别人心存慈悲；只要自己明白、知晓，你才会对他人理解、包容。爱不是一味地牺牲，更不是一味地索取，而是珍惜彼此、以诚相待，这样的爱才能长久。虽然它会给我们带来酸楚和痛苦，但这也仅是附属品罢了，喜悦和快乐才是其真正的滋味。总而言之，一份真正的情感，需要彼此的珍惜；一份执着的守望，需要彼此的用心。在恋爱过程中，并不是所有的等待都能守候成美丽的风景，也不是所有的情感都能成为美丽的故事。我们应该用心珍惜每一份爱，用心付出每一份情。

第五节　好的习惯至关重要

一座大山上住着爷孙两人，他们每天都要赶着牛车去山下卖柴挑水。爷爷经验丰富，负责驾车。孙儿眼神不错，专职瞭望。尽管山路崎岖坎坷、弯道颇多，但每次他们都能顺利通过。每当遇到弯道时，孙儿都会大声喊叫："爷爷，转弯啦！"有一次，爷爷因生病无法下山，孙儿便独自一人驾车前往。但遇到弯道时，平时听话的老黄牛却怎么也不肯转弯，他想尽了各种办法，无论是推车打牛，还是生拉硬拽，老黄牛就是一动不动。"这到底是怎么回事呢？"孙儿抓耳挠腮、心急如焚，突然他贴近大黄牛的耳朵大喊一声："爷爷，转弯啦！"果然，大黄牛应声而动、从容转弯。众所周知，大黄牛的转弯行为是一种条件反射，是外界刺激与有机体反应之间建立起来的暂时神经联系。与此对应，每个人都有自己的"条件反射"，它不依赖我们的意志和毅力，而将内心想做的事情引导为轻松自如、反复持续的日常行为，这便是习惯。

你或许曾为下面的问题苦恼过，如何才能减肥成功？如何才能戒掉香烟？如何才能早睡早起？如何才能厉行节约？如何才能不玩手机？为达成上述目标，我们都曾信誓旦旦、下定决心去努力和克服，却往往半途而废、功亏一篑。对此，很多人会把原因归结为意志薄弱、毅力不强，殊不知这是你未能养成习惯的表现。研究发现，人类有 95% 的行动是在无意识中进行的，而大部分的无意识行动都是通过习惯产生的。换言之，如果你经常无意识地进行某种行动，那是因为你早已养成某种习惯。就好比你每天起床后刷牙一样，虽然这是一件需要花费时间的事情，但你却无意识地进行着。此外，人类有意识的行为是有限的，它不可能发挥无限的作用。一旦某种行为养成习惯，即使该行为看似难以实现，它也会春风化雨、润物无声般成为你的无意识行为。这时候，任何想法只要你持续不断去加强它，它就会变成内心信念；任何行为只要你持续不断去重复它，它就会变成身体记忆。习惯会使人在长时间内重复某一行为举动或者某种思考方式，它的力量是巨大的，这就是"习惯效应"。

28 岁的英国单身妈妈卡西亚曾是一名不折不扣的胖子，体重最高时竟达到 114 千克，比一般的成年男子都要胖。她也曾尝试过减肥，但都未能坚持下去。一个夜晚，卡西亚像往常一样躺在 4 岁女儿的床上为其讲故事，突然一声巨响，她和女儿都掉到了地上，床竟然被她们压塌了。这深深地触动了她，卡西亚遂下定决心减肥。她加入了一项减肥计划，通过健康饮食和有氧运动来实现目标。起初，卡西亚的减肥事业困难异常，单一的饮食结构、枯燥的运动训练分分秒秒让她想放弃，但减肥的信念始终支撑着自己。三个月过后，卡西亚惊奇地发现自己爱上了有氧运动，特别是长时间慢跑对她有着像抽大麻一样的吸引力。每天还未下班，卡西亚就开始查看天气、掌握温度、检点装备，期待能尽快出现在田径场上。功夫不负有心人，经过近半年的努力，卡西亚成功减掉 50 千克的赘肉。没过多久，她再次穿上了漂亮的婚纱，和自己的未婚夫举行了浪漫的婚礼。

卡西亚的故事着实励志，为使自己身体健康且给女儿树立榜样，她毅然选择了健康饮食和有氧运动，最终脱胎换骨、凤凰涅槃，不仅减肥成功，还再次收获爱情，正是习惯的力量起了决定性的作用。行为心理学研究表明，三周以上的重复行为就会形成习惯，三个月以上的重复行为就会形成稳定的习惯。毫无疑问，现在的卡西亚早已把长时间慢跑融入自己的血液里，固化为肌肉记忆。如同篮球巨星雷·阿伦一样，长期、反复的投篮训练在其体内形成无意识的投篮动作，才会在激烈的赛场上投进关键制胜球。当年，NBA 总决赛第六场比赛在迈阿密美航中心举行，马刺队以三比二的大比分领先热火队，只要再取得一场胜利，他们就可以把冠军奖杯收入囊中。但雷·阿伦的一记关键三分球却让马刺的冠军梦化为泡影。在比赛最后时刻，詹姆斯三分偏出，波什抢下篮板，将球挑给雷·阿伦，他果断出手三分命中，将比赛拖入加时，最终热火队成功卫冕。

习惯的力量是惊人的，但也是可怕的。好的习惯能够帮助你，坏的习惯却能毁灭你。美国作家杰克·霍吉在《习惯的力量》一书中曾这样描述："我是你的终身伴侣，我是你的最好帮手，我也可能成为你的最大负担。我会推着你前进，也会拖累你直至失败。我完全听命于你，而你做的事情中，也会有一半要交给我，因为我总是能快速而正确地完成任务。我很容易管理，只要你严加管教。请准确告诉我你希望如何去做，几次实习后，我便会自动完成任务。我是所有伟大人物的奴仆，也是所有失败者的帮凶。伟人之所以伟大，得益于我的鼎力相助；失败者之所以失败，我的罪责同样不可推卸。我不是机器，除了像机器那样精确工作外，我还具备人的智慧。你可以利用我获取财富，也可能因我而遭到毁灭。抓住我吧，训练我吧，对我严格管教吧，我将把整个世界呈现在你的脚下。千万别放纵我，那样我会将你毁灭。我是谁？我就是习惯！"因此，养成良好的习惯至关重要，我们又该如何养成好习惯呢？

研究表明，习惯的养成有赖于时间的积累，但不同的习惯所需的时间各有不同。心理学家通常将习惯分为行为习惯、身体习惯和思维习惯。一般而言，行为习惯的养成时间相对较短，仅需一个月，比如下班聚会、睡前读书、整理房间等；而身体习惯的养成时间相对较长，大约为三个月，比如慢跑、戒烟、健身等。因其是与身体节奏直接相关的习惯，并且对人的影响较大，所以时间要多一些；思维习惯是所有习惯中最难养成的，最少需要六个月的时间，比如逻辑思维、正面思考、创新能力等。

对于习惯的养成，我们的身体都会产生"排斥反应"，分为三个时期：第一，反抗期，大概为最初的 7 天。这是我们身体反应最为强烈的时期，大脑中充斥着懈怠和放弃的念头，42% 的人会在这个时期遭受失败；第二，动荡期，通常发生在第 8 天至第 21 天内，此时我们的身体反应趋于缓和，习惯的力量初步显现，但由于受预定事项和周边环境的影响，40% 的人会在这个时期选择放弃；第三，疲乏期，一般发生在第 22 天至第 30 天，这时我们的身体已适应习惯的节奏和状态，但会逐渐产生厌烦感，18% 的人会在这个时期败下阵来。当你明白这些道理后，良好习惯的养成就不再是一件难事了，你可以在不同时期采取不同的方法和策略，冲破它们为你设置的障碍和枷锁。

对于反抗期，"撑下去""熬下去""扛下去"是你的唯一选择，如果自己稍有松懈，就会出师不利、首战告败。在这个时期，你应该锁定一种习惯，不要同时培养多种兴趣和爱好，并重复去做简单有效的行动。与此同时，你千万不要陷入完美主义的陷阱当中，只要自己每天在重复行动，便是最大的收获和成就，避免给自己施加太大的压力。除此以外，每天做一次简单的记录会给自己带来意外的惊喜和不竭的动力。

对于动荡期，建立能够持续行动的机制是你的正确选择，如果自己稍有气馁，就会半途而废。在这个时期，你应该把行动的难度提升到适当的水平，并固化行动的时间、地点和方法，从而认真执行。与此同时，你还可以借助外力来维持动力和保持兴趣，比如每天下班和同事一起去跑步，并设定奖罚措施。除此以外，你还要应对突发事件的出现，确保行动计划具有一定的弹性。

对于厌烦期，创造更多的变化、激发更多的乐趣是你的不二选择，如果自己稍有懈怠，就会前功尽弃、功亏一篑。在这个时期，习惯的效用在你的身上得到完美体现，你应该设定一些难度稍大的目标，以挑战自己的极限。除此以外，你还应该在原有的行动计划上，增添一些不同寻常的东西，比如改变原来的跑步路线，在日记里增加一些图案，早睡前奖励自己一杯牛奶等，这些细节上的变化和乐趣会使自己产生新的动力。

第七章

CHAPTER 7

理性面对名与利

　　我们的人生绝非金钱、美色等各种物质条件本身，而是充满着为主宰命运而奋斗的激情和热血。因此，树立和形成正确金钱观的目标是追求精神世界的充实……

第一节　金钱不是你人生的一切

在这个物欲横流、纸醉金迷的现代社会，金钱成为绝大多数人的欲望和追求，他们奉行拜金主义、推崇奢靡生活，片面且固执地认为这就是自己人生的一切。不可否认，金钱确实能给他们带来所谓的"安全感"，不仅能够满足其对物质的各种需求，还能使其内心产生依托和认同感。然而，金钱真的是我们人生的一切吗？答案是否定的，人生还有比金钱更为宝贵的东西，那就是亲情、爱情、友情，这些以血缘、情感为基础建立起来的精神世界更令我们憧憬和向往。纵然金钱是幸福生活的必要条件，可是金钱并不等于幸福，因为我们不能没有精神世界，那些物质富裕而精神空虚的人并不幸福。英国作家亨利·菲尔丁曾说："如果你把金钱当成上帝，它便会像魔鬼一样折磨你。"换言之，一旦你把金钱当成唯一，你定会生不如死、痛不欲生。

1937 年 5 月 23 日清晨，闻名世界的亿万富翁洛克菲勒与世长辞，他因心脏病突发而去世，其面容却显得从容、安详。富可敌国的他始终认为自己是被上帝所委托的财富管理者，将毕生积累的亿万财产几乎全部回馈社会，仅留给子女不到三千万美元的遗产。在人们眼中，他确实是一位有责任、有爱心、有担当的慈善家，但很少有人知道他也曾一度被金钱蒙住双眼。1839 年 7 月 8 日，洛克菲勒出生于美国一个贫寒的家庭，父亲是贩卖假药的"江湖郎中"，母亲则是虔诚的教徒。家庭是孩子的第一所学校，幼小的他从父亲那里学得商人的精打细算，也从母亲那里学得教徒的自律勤奋。1859 年，美国宾夕法尼亚州开挖出世界第一口油井，成千上万的人蜂拥而入，数以千计的油井遍地开花。然而，洛克菲勒却认为原油价格必将暴跌，真正的商机是原油加工。1863 年，他与另外两名合伙人开始投资原油加工，很快就获得巨额收益。1870 年，他创立了标准石油公司，并一度垄断全美高达 90% 的石油市场，凭此一跃成为美国第一位十亿富豪。

此时的洛克菲勒可谓春风满面、得意扬扬，但其嗜钱如命、贪婪冷酷的暴发户心理让当地民众嗤之以鼻、恨之入骨，无数封写满憎恨和咒怨的威胁信被送进他的办公室，连亲兄弟都对他颇有意见，他的前半生就是在众叛亲离、孤苦伶仃中度过的。1892 年，洛克菲勒患上一种奇怪的消化系统疾病，头发开始不断地脱落，甚至连眼睫毛也未能幸免。作为世界上最富有的人，他每周收入高达几万美元，却只能依靠简单的饮食为生，医生只允许他喝酸奶、吃饼干。没过多久，他的皮肤就变得毫无血色，仅是包在骨头上的一层死皮，人也瘦得像具木乃伊。这是为何？原来他早已把金钱当作人生的一切，为此拼命工作、疯狂追逐，忧虑和恐惧早已把自己逼近坟墓的边缘。眼下，他已经品尝到自己亲手酿成的苦果。

平心而论，彼时洛克菲勒的眼中只有金钱。每当赚了钱，他就会喜笑颜开、兴高采烈，扔掉帽子去跳舞；如果赔了钱，他便会眉头紧蹙、面带愠色，披上衣服去看病。一次，他安排下属从水路运送一批价值 4 万美元的货物，在当时这批货物的保险费仅需 150 美元，但他却以太贵为由拒绝购买保险。当晚的伊利湖刮起了飓风，他整夜都在担心货物因此而受损。翌日清晨，当下属跨进办公室时，却发现洛克菲勒正在来回踱步，他大喊道："快去保险公司投保！"话音未落，下属就飞奔到保险公司，当他再次返回办公室时，竟发现老板的情绪更加糟糕。原来洛克菲勒刚刚收到电报，那批货物已经安全抵达，没有受到任何损失，而自己却白白花费 150 美元。没过几天，他就大病一场，不得不选择卧床休息。事实上，这些钱对他来说简直就是九牛一毛，可他却因为 150 美元把自己折腾得病倒在床。洛克菲勒无暇休息娱乐，除了赚钱和祈祷，他没有时间去做其他事情。

残酷的事实迫使洛克菲勒必须在金钱与健康中进行选择，他意识到自己被金钱控制了内心，忽视了健康这一最宝贵的东西。为此，他听从了医生"退休回家、积极生活"的建议，看喜剧、打冰球、散散步，开始过上一种与世无争的平淡生活。与此同时，他还做出自己人生中最重要的决定，那就是大力发展慈善事业。起初，人们对他的善举并不领情，认为他的钱都是肮脏的，拒绝接受其帮助。但通过自己的努力，人们开始相信他的诚意，并接受其帮助。1900 年，一所位于密歇根湖畔的浸信会学校因资不抵债行将关闭，他当即提供了几百万美元，最终促成世界知名学府芝加哥大学的诞生；1928 年，英国人弗莱明发明了青霉素，挽救了成千上万人的生命，在研发过程中也曾得到他的资助。除此以外，他还为黑人创办了不少福利事业，促进这一群体基本素质的提升。据统计，洛克菲勒一生至少赚了十亿美元，而他用于慈善事业的就有近八亿美元，虽然他的前半生一度被金钱蒙住双眼，为此他不得不用后半生去寻找曾经丢失的世界，即金钱买不到的健康、平静、快乐以及他人的尊重与爱戴。

众所周知，财富取之于社会，也必将用之于社会，洛克菲勒正是用自己的行动践行了这句箴言。当然，我们无须像他一样用半生的弯路去寻找生命的真谛，只要自己不被金钱遮眼、不为金钱昧心、不受金钱奴役，就能寻得人生中的真善美，而这一切的关键则在于正确金钱观的树立和形成。所谓"金钱观"，是指每个人对金钱的根本看法与基本态度，它与人生观、价值观、世界观紧密相连。现实中，不端正的金钱观直接引发贪污腐败、巧取豪夺、盗窃抢劫等违法犯罪现象出现，终使自己身陷囹圄、追悔莫及。"君子好财，取之有道"，我们获取金钱的方法和途径一定要合法、合情、合理、合德。我们认为，金钱不是人生的唯一，当我们自身的物质需求得到满足后，精神世界的充盈和富裕才是最高价值。对此，我们可以借鉴以下方法来树立和培养正确的金钱观：

第一，摒弃金钱万能理论。现实中，那些嗜钱如命、嫌贫爱富的人通常认为金钱是万能的，金钱就是其人生的全部和唯一。为此，他们想尽各种办法去攫取金钱，甚至不惜触碰法律的底线。浙江某县公安局在辖区内一出租房内抓获两名涉嫌毒品交易的犯罪嫌疑人。经过审讯，这两个犯罪嫌疑人竟然是父子关系，其中父亲许某不到50岁，儿子还属于未成年人。据了解，许某上有老、下有下，全家九口人全靠他一人养活，沉重的家庭负担迫使其走上贩毒这条不归路。许某的家庭状况确实令人同情，但其获取金钱的方式也让人不敢苟同，纵使家庭负担压得自己喘不过气来，也不能铤而走险、以身试法。究其原因，许某单纯地认为金钱是改变其家庭情况的根本方法和唯一途径，殊不知申请低保待遇、求助慈善机构、种植经济作物等行为才是"脱贫正道"。因此，树立和培养正确金钱观的前提是摒弃金钱万能理论。

　　第二，形成合理消费观念。毋庸多论，我们获取金钱的直接目的就是消费，从而满足自身对物质的各种需求。然而，很多人的消费观念不仅不合理，反而过于"超前"，经常寅吃卯粮、入不敷出、捉襟见肘。为此，他们想尽各种办法去获得金钱，甚至不惜出卖自己的身体。2017年4月3日，湖北省恩施县农民周某的手机收到一条彩信，打开一看竟然是自己女儿的裸体照片。与此同时，同时收到裸照的还有女儿的姑姑、姨妈和同学。原来，在武汉某职业技术学院读书的小周，竟然为生活费在网上一个借贷平台上借得5000元。经过短短半年时间，这些钱连本带利就累积到26万余元。这些钱对小周来说简直就是天文数字，因为还不上钱，自己的裸照就被发了出来。小周的遭遇固然令人同情，但其借贷行为却让人反思，难道一个月千余块钱的生活费真的不够吗？我们认为，在攀比心理的作用下，小周那原本正确的消费观念出现偏差，促使其选择这条歧路来获得金钱。因此，树立和培养正确金钱观的基础是形成合理的消费观念。

　　第三，追求精神世界充实。在物质生活极大丰富的今天，我们的精神世界却极为匮乏。"天下熙熙皆为利来，天下攘攘皆为利往"，我们为学业忙、为事业忙、为家庭忙，不少人常常眉头紧蹙、步履匆匆、辗转难眠，普遍感觉生活很累、人生很苦。究其原因，在经济改革和社会转型时期，很多人的"三观"发生了扭曲，金钱开始主宰他们的生活，精神世界变得一片荒芜。一旦遭遇挫折、受到打击，在缺少精神世界的支撑下，人生的大厦就会轰然倒塌。当自身物质需求得到满足后，我们应积极追求精神世界的充实，通过读书写作、体育锻炼、公益活动等来不断丰富自己的内心。革命家恽代英曾说："青年最要紧的精神，是要与命运奋斗。"换言之，我们的人生绝非金钱、美色等各种物质条件本身，而是充满着为主宰命运而奋斗的激情和热血。因此，树立和形成正确金钱观的目标是追求精神世界的充实……

第二节　理性面对名望

人的一生虽然短暂，却充斥着权力、金钱、美色等诸多诱惑，有的人或许并不贪恋权力，不崇拜金钱，不沉溺美色，但对名望垂涎三尺、野心勃勃，妄图实现"名垂青史"的非凡目标。名望究竟是什么东西，竟让人如此着魔、如此疯狂？所谓"名望"，是指某个人在其他人心中的声望和威信，是自身价值的一种直接体现。尽管它看不见、摸不着，但的确令人憧憬和向往。正如"雁过留声，人过留名"一样，人生苦短、白驹过隙，谁不想自己的名字为后人所牢记？谁不想自己的事迹为后人所缅怀？倘若你做出一番为国为民的丰功伟绩，名望自然会接踵而至、纷至沓来；如果你为了一己之私，攫取权力、聚敛金钱、垂涎美色，则会声名狼藉、遗臭万年、为人所不齿。

电视剧《雍正王朝》一经播出即风靡全国、万人空巷，剧中雍正问斩山西巡抚诺敏的片段着实精彩。康熙末年，天下看似太平，实则隐患重重，官员贪污腐败，朝廷税收短缺，国库财政空虚，甚至连平息西北叛乱的钱都拿不出来。当时朝廷的多数银两早已被皇亲国戚、各级官员借走，他们互相观望、彼此推诿，谁也不想归还欠款。公元1722年，雍正继位，国库存银仅八百万两，可谓捉襟见肘、入不敷出。面对此种困局，他决定派出得力官员到各省任职，一边惩治腐败，一边追收欠款。彼时的山西是重灾区，经大将军年羹尧的推荐，雍正任命诺敏为山西巡抚。功夫不负有心人，诺敏在短短半年时间里就将山西多年的欠款给追了回来，这无疑给因欠款问题而寝食不安、坐卧不宁的雍正注入了一针"强心剂"。为树立榜样、表彰典型，雍正不但给诺敏封了个"天下第一巡抚"的称号，而且发出圣旨，要求各省督抚虚心效法、着力办事。就在雍正发出"嘉奖令"的十余天后，河南巡抚田文镜就向他递上弹劾诺敏的折子，说是山西全省近三百名官员上下其手、左右呼应，狼狈为奸、欺瞒朝廷。对此，雍正勃然大怒，命令田文镜彻查此事。原来，所谓"两年贡银，一年完成"的奇迹竟是诺敏两手抓出来的：一手横征暴敛，向百姓科以重税；一手巧取豪夺，向富人借款充数，致使山西民怨鼎沸、商贾逃离。

面对诺敏弄虚作假、贪求政绩的恶劣行径，雍正左右为难、如坐针毡。如果不处置他，潜在的政敌就会一呼百应、群起攻之，赖账的官员也会手握把柄、继续顽抗；如果处置他，自己又前后矛盾、于心不忍。一来诺敏的确是个清官，其母亲八十大寿，他竟然拿不出一个铜板；二来自己刚为他亲赐"天下第一巡抚"的金匾，怎能自己打自己的脸？权衡再三后，雍正认为不杀不足以正朝纲，决定以欺君之罪腰斩诺敏。此事一出，朝野震惊、一片哗然，诺敏因为官清廉，既不贪财，也不谋私，拥有极好的人缘和口碑，为他求情的官员竟高达数百人。经过审理，诺敏与下属官员上下联手、内外勾结，致使山西库银亏空四百多万两。最终，在群臣的劝谏下，雍正才对诺敏由腰斩改为赐死。对此，编剧在情节上稍作处理，剧中的雍正不仅下令斩首诺敏，还责令文武百官在菜市口观斩，起到"杀鸡儆猴、惩前毖后"的震慑作用。

毫无疑问，诺敏之死实乃咎由自取、罪有应得，他虽不贪权、敛财、迷色，却欺世盗名、好大喜功，打着为朝廷排忧解难的幌子，干着为自己沽名钓誉的勾当，真是辜负了雍正对他的一番期望。古语有曰："太上有立德，其次有立功，其次有立言，虽久不废，此之谓不朽。"意思是人生最高的目标是树立德行，其次是建立功业，再次是著书立说。从某种角度来说，它也强调了名望对人生的重要意义。从古至今，无数仁人志士都将建立盖世功业、留下百世芳名视为人生价值实现的重要标志，并以自己的不懈追求和实际功绩推动了历史的进步。追求名望本无可厚非，但方法却有所差别，这是一把悬在你我头上的"双刃剑"。如果追求名望的动机不是出自公心而是囿于私利，那就很容易超出合理的限度，最终走向事物的反面。诺敏便是这样的人，为了自己的名望，搞得朝廷雪上加霜，害得百姓民不聊生，弄得地方乌烟瘴气。由此可知，贪图名望同贪恋权力、崇拜金钱、沉溺美色一样危害巨大，轻则贻害一方，重则祸国殃民。在此，我们想大声疾呼："诸君，请理性面对名望！"

很久以前，一位师傅的爱徒学成出山。临行前，师傅想送给他一份礼物，便将其带到一座神秘的仓库，里面堆放着许许多多的宝贝，可上面都标着醒目的字眼，比如正直、善良、乐观等。这些宝贝都非常漂亮，也非常迷人，爱徒见一件爱一件，抓起来就往口袋里装。不一会儿，两个口袋就已经塞满，他高兴地跟师傅一起离开。没走几步，他就发现口袋越来越沉，自己也开始气喘吁吁、两腿发软。师傅笑着说："徒儿啊，我看你还是舍弃一些吧，后面的路还长着呢！"他虽然非常难过，但还是狠心把标有"自卑""自负"字眼的两个宝贝给丢掉，以便继续走路；没走多久，他又觉得口袋越来越沉，自己竟开始额头冒汗、两眼发黑。师傅笑着说：

"徒儿啊，我看你还是舍弃一些吧，后面的路还长着呢！"他虽然非常难过，但还是狠心把标有"嫉妒""憎恶"字眼的两个宝贝给丢掉，以便继续走路；没走多久，他又觉得口袋越来越沉，自己竟开始嘴唇龟裂、两耳轰鸣。师傅笑着说："徒儿啊，我看你还是舍弃一些吧，后面的路还长着呢！"他虽然非常难过，但还是狠心把标有"急躁""粗暴"字眼的两个宝贝给丢掉，以便继续走路。

这时候，两个口袋的重量虽然减轻了不少，可爱徒却已经累得迈不开步子。师傅再一次劝道；"徒儿啊，你再翻一翻口袋，看看还可以丢掉些什么？"他看了一眼自己的口袋，发现还有沉重的"名"和"利"，于是狠心把它们丢掉。他瞬间感觉到前所未有的轻松，开始迈着轻快的步子向前走，可是心中总觉得少了点什么，他开始回头看丢在一旁的"名"和"利"。师傅看出了爱徒的想法和心思，过来严肃地说："名利确实能给你带来荣耀和财富，但它们在大部分时候都是你人生道路上的负担，让你身负重担、无法前行。就像刚才，你如果无法舍弃，终将被它们所拖累，甚至丢掉性命。徒儿，你只有懂得放下的时候，才能收获正直、善良、乐观等真正的'宝贝'，你能明白为师的良苦用心吗？"听完这番话，他恍然大悟、茅塞顿开，向师傅深深地鞠了一躬，迈着轻快的步子走向远方。

理性面对名望，就是以平和的心态选择舍弃。不可否认，人的一生会遇到很多"宝贝"，但我们不可能把它们都放到自己的口袋里，这需要有一种拿得起、放得下的智慧和气魄。在他人眼中，拿得起是勇气，放得下是度量；在自己心中，拿得起是可贵，放得下是超脱。讲得再通俗一点，举得起、放得下的是举重，举得起、放不下的是负重。因此，漫漫人生路，我们只有学会放下尘世羁绊，最终才能轻装前行。与现代人相比，古人不仅深谙此理，还以身作则、言传身教。三国时期，蜀国丞相诸葛亮在临终前为其子诸葛瞻写下《诫子书》，他说："夫君子之行，静以修身，俭以养德。非淡泊无以明志，非宁静无以致远……"意思是君子的操守，应该用安静来修善自身，用俭朴来淳养品德。与此同时，不清心寡欲就不能使自己的志向明确坚定，不安定清静就不能使自己的人生高瞻远瞩。

面对诱人的名望，一介布衣、躬耕南阳的诸葛亮并未趋炎附势、阿谀奉承，而是苟全性命于乱世，不求闻达于诸侯，即使三顾茅庐、出入庙堂，他也殚精竭虑、夙兴夜寐，待先帝崩殂后，他更是鞠躬尽瘁、死而后已，为匡扶汉室耗尽自己最后的精力。"出师未捷身先死，长使英雄泪满襟"，虽然他未能完成先帝讨贼兴复的重托，却青史留名、流芳千古。时至今日，位于四川省成都市的武侯祠仍然香火不断、游人不绝。由此可知，名望仅是人生道路上的附属品，我们应该理性面对……

第三节　贫穷并不可怕

一位著名的钢琴家在接受记者采访时被问道："最近跟您学钢琴的那位女青年，她以后能够超越您吗？"钢琴家思考了一下，深沉地回答："这几乎没有可能，因为她现在的年收入已经到了十万美元！"在钢琴家看来，人只有在贫穷困苦的境遇下才能练就非凡的本领，而在富裕安逸的环境中很难有所作为，正如意大利文艺复兴运动的代表人物薄伽丘所说："贫穷不会磨灭一个人高贵的品质，反而是富贵叫人丧失了志气。"因此，贫穷并不可怕，为摆脱贫穷的宿命和困扰，我们必须奋发图强、只争朝夕。但如果某个人一出生嘴里就含着金汤匙，他很可能不会因为生存问题去拼搏，终日饱食、养尊处优的他必定碌碌无为、平庸一生。

"富不过三代，穷不过五服"，古人对此早有定论。贫穷如同健身房的哑铃，它不但磨砺我们的精神，还健壮我们的体魄，成为我们奋发图强、自强不息的起点。虽然它一开始便牢牢地束缚着我们，但只要不断努力去挣脱，我们就会收获人生的硕果。美国钢铁大王卡内基曾说："一个年轻人最大的财富莫过于出生于贫贱之家。"因此，我们不要认为生在富贵人家便是好命，大多数纨绔子弟、膏粱男儿只不过做了财富的奴隶，他们抵挡不住金钱、美色的诱惑，最后只得自甘堕落、苟且偷安。再看那些出身贫寒、生活清苦的人，他们最初只是做着一些平凡的工作，最终却干出不凡的事业，拥有无尽财富，获得至高荣耀。

革命导师马克思在流亡英国伦敦时，生活贫穷、经济拮据。他们一家人常常吃好几周的马铃薯，严冬没钱生火、生病无钱就医，甚至穷得连房租也付不起。一天，女房东叫来了警察，把他们的床铺、衣物、行李，甚至孩子的摇篮、玩具都全部查封。临走时，蛮横无理的警察说："给你两个小时的时间，如果再不交房租，我就要没收这些东西！"看到这一幕，孩子们吓得躲在墙角里，偷偷地掉眼泪。无奈的马克思只得冒着大雨去找新的住处，但没有一个人愿意收留他们。没过多久，面包房、牛奶铺、小药店的老板都来逼债，他的妻子燕妮百般无奈、万分焦急，只得卖掉自己的床以偿还欠债。他们总算找到买主，刚把床抬到外面，之前那个警察又来了，大声说："在黄昏时搬运东西是违法的，你们是不是要逃跑躲债？"不一会儿，看热闹的人们就围观过来，把这里堵得水泄不通……即便在这样的条件下，马克思依然没有停止自己的事业，他在一封信中这样说道："我现在需要生命和金钱，只是为了革命事业。假如我有足够的钱来养家，而我的书也已完成，无论我今天还是明天被投到剥皮厂，换句话说，即便我立刻倒毙，都完全一样！"正是在与贫穷进行不屈不挠的斗争过程中，马克思才终成一代伟人。

毫无疑问，如果一个人拥有坚定的信念、无畏的勇气、强大的意志，并且能够从能力、心态、行动等各个方面改造自己，那么这个世界上就没有任何事物能够动摇他"脱贫致富"的决心。对他来说，摆脱贫穷这条命运枷锁的束缚指日可待、为期不远。然而，现实中我们很多人或许并不害怕过贫穷的生活，但他们的"贫穷心理"却根深蒂固、积重难返，使自己深陷贫穷的泥潭不能自拔。富兰克林曾说："贫穷本身并不可怕，可怕的是自己以为命中注定贫穷或一定老死于贫穷的思想。"换言之，一个人之所以贫穷并非源自贫穷本身，而是源自其注定贫穷的思想和心态。有人讲述了这样一个故事：

小贾是我本科时的同学，他出身寒门、家庭贫困，却勤奋好学、自强不息。初次相识，我感觉他性格特别好，从来不发脾气。深入交往后，他告诉我："其实我性格一般，但我比较自卑，害怕得罪同学，只能表现得好一点！"我反问道："你为什么自卑呢？你学习成绩这么好……"他不好意思地说："我家里比较穷，学费都是借来的，看到同学光鲜亮丽、神采飞扬的样子，感觉自己卑微极了！"当时，同学们几乎人手一部手提电脑、智能手机，而他却什么也没有，道听途说、拾人牙慧成为他联系外界的唯一途径。这样的好处就是他可以全身心地投入学习，他也确实做得不错，连续三年拿到国家助学金。一天，我追问他："你都得了三次国家助学金了，也不给自己买个手机？"他略带自豪地说："我把这些钱拿出来替家里还债了，我哥哥去年结婚，我还拿了一万呢。"未等他说完，我气急败坏地说："如果你哥哥没有你那一万块钱，是不是就结不成婚？"他说："当然不是，但还得向别人借，我把这一万给他，又不用他还！"此后，我再没有问过他钱的事。大三那年，他决定考研，他所报考的那所大学保密工作实在做得太好，历年的考研真题根本找不到，只能通过考研辅导机构购买。他愁眉苦脸地对我说："怎么办啊？真题竟然找不到！"我劝他说："整套真题才五百块钱，你直接买就完了，多省事啊！"他却说："不行，这也太贵了点！"为此，他在没有真题的情况下复习考研，每天早出晚归、挑灯夜战。考研结束后，他的成绩仅差一分，当年的考题竟大都来自历年真题，嫌弃价格太贵的小贾只得名落孙山、榜上无名……

　　在我们看来，小贾属于典型的"穷怕了"。因为贫穷，他在做任何事情之前都要考虑钱的问题。殊不知，这种"贫穷心理"会使他丧失许多原本能够改变自己人生的机会。与富裕的人相比，贫穷的人更偏爱谈论这个世界的不公，可归根结底、追本溯源，那都是自己一次次选择的结果。我们应该思考如何让有限的物质财富发挥最大功能、效用，而不是一心想着如何丰富自己的物质条件。在"贫穷心理"的支配下，一个人即便再富有，也会有衰败的一天。相反，一个人即使再贫穷，一旦明白了这个道理，也会有发达的一日。因此，我们应努力消除自身的"贫穷心理"，真正让贫穷变得不再可怕。

　　第一，接受贫穷。每个人都无法选择自己的家庭，这是天生注定、与生俱来的。如果你出生在一个家徒四壁、一贫如洗的家庭，你千万不要嗟叹命运、埋怨父母、轻视自己。因为上帝在为你关上一扇门的同时，也一定会在别处为你打开一扇窗。贫穷在给你带来清苦、贫寒、艰辛的同时，也会给你带来奋进、努力和坚韧。因此，你一定要接受贫穷，因为它正是我们成功的开始。第二，正视贫穷。既然你接受了贫穷，就应该正视它，而不是选择逃避。不可否认，一些出身寒门的大学生已变得爱慕虚荣、盲目攀比，他们不顾父母的死活、家庭的艰辛，一味追求物质上的优渥。贫穷是他们不愿也不敢提起的字眼，只有智能手机、手提电脑、高档衣服才会给他们带来安全感。这种心理要不得，贫穷并不是可耻的，只有那些好吃懒做、安于现状的人才令人唾弃。因此，我们一定要正视贫穷，因为它正是我们奋斗的起点。第三，消除贫穷。毫无疑问，这是我们摆脱贫穷、走向富裕的最关键一步，需要我们依靠自身的学识、技能和人脉去消除贫穷。你必须消除"贫穷心理",确保自己在金钱财富面前仍占有心理优势,剩下的便是自己的努力与奋斗了。因此我们一定要消除贫穷,因为它才是我们人生的价值所在。总而言之,只要我们消除自身的"贫穷心理",贫穷便不再可怕。

第四节　虚荣的人活在痛苦中

英国哲学家培根曾说："虚伪的人为智者所轻蔑，愚者所叹服，阿谀者所崇拜，而为自己的虚荣所奴役。"现实中，有些人之所以虚伪，是因为他有一颗虚荣心。当然，在我们身上也多多少少都有虚荣的影子，比如高估自己的水平和能力，炫耀自己的成绩和优点，掩盖自己的缺点和不足等，可虚荣从何而来呢？那便是自尊。众所周知，虚荣与自尊息息相关、紧密相连，它是一种扭曲的、过分的、变态的自尊，是一种徒求其表、不论内在的性格缺陷。适度的自尊有利于我们的成长进步，而过度的自尊则会使我们失去自我，脱离量力而行、脚踏实地、实事求是的做人原则，掉进自以为是、自吹自擂、自卖自夸的人生陷阱，终将活在痛苦中。

在世界著名小说《项链》中，法国作家莫泊桑刻画了一个嫌贫爱富、追求物质、爱慕虚荣的女主人公——玛蒂尔德。她出生在一个普通家庭，虽然容貌娇美、身段窈窕，但家徒四壁、室如悬磬，没有任何陪嫁财产，只得嫁给在教育部供职的小科员罗瓦赛尔。即便如此，她仍想过上奢侈豪华的生活，但这一切不过是幻想。一天晚上，丈夫兴高采烈地拿出一个信封，里面是教育部长邀请他们出席晚会的请柬，得意扬扬的丈夫原本以为妻子会高兴一场，却看见她黯然神伤、愁眉苦脸，原来她正在为自己没有像样的衣服而发愁。在玛蒂尔德看来，穿着寒碜的衣服去参加晚会无异于奇耻大辱。为此，丈夫只得拿出自己积蓄已久的四百法郎，让她去买一件漂亮的礼服。衣服有了，但没有匹配的首饰，她又开始犯愁了，丈夫灵机一动说："你可以向福雷斯太太借用首饰啊！"话音未落，她便直奔福雷斯太太的家中。第二天晚上，玛蒂尔德穿着丈夫买的礼服、戴着向朋友借的项链出现在晚会上，凭借漂亮妩媚的容貌、微笑动人的脸庞、精美艳丽的礼服，她在晚会上大放异彩、颇受欢迎，很多男子都目不转睛地盯着她，不厌其烦地打听她，并争先恐后地请她跳舞。

直到凌晨四点，晚会才宣告结束，他们在塞纳河边坐上一辆破旧的马车开始回家。一进家门，玛蒂尔德就发现脖颈上的项链不见了，两人神情慌张、大惊失色，开始四处寻找，即便顺着原路一路搜索，也没有找到项链。最终，他们给福雷斯太太写了一封请求延迟归还项链的信。没过多久，他们就在一家珠宝店看到一串项链，跟丢失的一模一样，但价钱却高得离谱，竟值三万六千法郎。他们东借西凑，甚至借用高利贷，终于买下项链，归还给福雷斯太太。为清偿巨额债务，他们不仅辞退了家中的女仆，还租赁了附近的顶楼，妻子开始洗衣做饭、买菜打水，而丈夫常常工作到深夜。十年过后，他们终于清偿完所有债务，而玛蒂尔德也变得异常泼辣，整日蓬头垢面、不修边幅、粗声粗气，年纪尚轻的她跟中年妇女没有丝毫差异，不过她偶尔也会想起那个让自己风光无限的夜晚。

一天清晨，玛蒂尔德像往常一样上街买菜，忽然看到福雷斯太太正带着孩子散步，她还是那么年轻、那么漂亮、那么动人。当她上前打招呼时，福雷斯太太甚至没有认出这个外表苍老的妇女，准备继续前行，她开始大声呼喊："我是玛蒂尔德啊！"福雷斯太太惊讶地看着她说："这是怎么回事，你怎么变成这个样子？"玛蒂尔德便把丢失项链、寻找项链、赔偿项链、借贷巨款、十年劳作等事情一股脑儿说了出来。福雷斯太太惊呆了，她轻声问道："你刚才说，你用买来的一串项链赔偿我的那一串吗？"玛蒂尔德笑着说："是啊，您没有发觉吗？这两串完全是一样的啊！"福雷斯太太激动地抓住她的手，大声说道："我可怜的玛蒂尔德，我借给你的项链是假的啊，最多才值五百法郎！"听完这些，玛蒂尔德瞬间石化，像木桩一样杵在那里一动不动……

文学巨匠莎士比亚曾说："轻浮的虚荣是一个十足的饕餮者，它在吞噬一切之后，结果必然牺牲在自己的贪欲之下。"由此可知，虚荣或许会给你带来短暂的快乐和美好，但注定会给你带来长久的痛苦和悲伤。小说中玛蒂尔德的经历令人深思，作为小科员罗瓦赛尔的妻子，她没有华贵鲜艳的衣服，缺乏闪闪发光的首饰，但十分热衷上层社会的生活并极度渴望贵族妇女的人生。为此，她购买礼服、借用项链，试图在晚会上实现自己的"贵妇梦"。不可否认，当晚的她确实是人们眼中的焦点和议论的话题，这一度使她忘乎所以、得意忘形。但随着项链的丢失，她瞬间被拉回到现实里，十年的还债生涯就此开启。最具讽刺的是，她辛苦十年的结果竟是为了一串假项链，作家莫泊桑正是在讽刺那些虚荣的人并揭露他们的痛苦。因此，我们每个人都应远离虚荣，以免深受其害。

在经济快速发展、竞争日益激烈的今天，我们每个人都难逃虚荣的诱惑，难道不是吗？由于价格便宜、质量可靠，远在香港的苹果手机旗舰店总是一幅人山人海、水泄不通的热闹场景，大家都在此排队等候。苹果手机历来受国人推崇，许多大陆居民都会前来购买，如果单纯地认为手机仅是沟通联系之用，诸如华为、小米、中兴等国产手机也是不错的，但是它们的销量却始终无法与苹果相提并论。究其原因，苹果手机早已超出手机原有的功能和作用，已然成为一种身份和地位的象征，甚至成为现代人的标准配备，这也难怪国产手机撼动不了其手机霸主的地位。

有人曾对苹果手机的使用群体进行调查，发现 20~25 岁的购买者竟占据了半壁江山。年轻人喜欢新鲜事物本是无可厚非的，可他们这个年龄段是经济基础最为薄弱的时期，而苹果手机动辄数千元，这些钱从何而来？或许他们中的有些人会选择自食其力，通过打零工、做家教、奖学金等方式来满足自己对物质的需求，但更多的人选择向自己以外的人伸手来迎合自己的虚荣心理，出现在大学生身上的裸贷事件就是例证。即便在大学这片净土里，虚荣和攀比心理也在大学生群体中急剧膨胀。一些大学生为满足个人私欲，背着父母向非法的私人机构借款，而用于抵押的却是她们年轻的身体。在还款期限届满不能偿还本息时，这些机构就会将她们的裸照公之于众。此种行为极度可耻，社会公众也都把同情的天平倾斜向受害者一方。但这也值得我们深思，如果不是她们爱慕虚荣，将自己的裸照双手奉出，他人又怎会以此要挟呢？总而言之，虚荣是一种病态的自尊，我们一定要努力克服。为此，我们整理出以下自我调适的方法，供大家借鉴：

第一，劝诫自己。人人皆有自尊，可一旦过度自尊的话，虚荣就会乘虚而入、兴风作浪。长此以往，你就会变得狭隘、自私、虚伪，甚至成为欺骗他人的惯犯。为掩盖自己的缺点，你开始伪装自己，表现得极度自信；为显示自己的优点，你开始包装自己，变得极度张扬。短期内，虚荣会给你带来难以名状的满足感。长期后，虚荣则会给你带来无法描述的痛苦。因为在每个人的眼中，你已经成为华而不实、纸上谈兵、大而无当的典型，大家就会对你敬而远之，你就会愈发孤立。因此，我们应时刻劝诫自己，即"自尊一定要有，虚荣万万要不得"。

第二，拒绝攀比。环境对人的改变是巨大的，如果环境改变的程度越高，那么人格改变的程度也会越高。当你从偏僻边远、荒山野岭的小山村来到车水马龙、高楼林立的大城市，你的心境一定会出现较大的落差。时间一久，你会不自觉地同周边的人在衣食住行等方面进行比较。不可否认，适度地改变自己不仅是融入环境的最快方式，而且也是改善自己精神面貌的最佳选择，但千万不要片面地追求物质上的过分满足。一旦虚荣作祟，你就会丧失艰苦朴素、自力更生、奋发图强的可贵品质。因此，我们应该拒绝攀比，坚守自己的人生信条。

第三，树立观念。最大限度地实现自我价值是每个人在社会中的终极需求，但我们应该把自身价值的实现建立在社会职责的履行上，正确了解并掌握权力、金钱、地位的内在含义。同时，正确的人生观、价值观、世界观是我们行进在人生道路上的重要基石，一旦"三观"出现偏差，你的人生道路就会出现大大小小的曲折。正如一位名人所说："虚荣者注视自己的名字，光荣者注视祖国的事业。"换言之，如果一个人追求的目标越高，那他对低级庸俗事物就越不会在意。因此，我们应树立正确的"三观"，从思想上拒绝虚荣心理的腐蚀。

第五节　贪婪会毁灭自己

　　美国作家纳·霍桑曾说："金钱并不像平常所说的那样，是一切邪恶的根源，唯有对金钱的贪欲，即对金钱过分的、自私的、贪婪的追求，才是一切邪恶的根源。"由此可知，贪婪是一切邪恶的根源，让人陷入万劫不复、日暮途穷的深渊，甚至毁灭我们的人生。即便如此，有些人在面对金钱利诱、名望蛊惑、美色勾引时，依然按捺不住自己内心欲望的不断膨胀，一味去拜求金钱、追逐名望、贪图美色，真可谓利欲熏心、蝇营狗苟、沉湎淫逸。毫无疑问，贪婪是这世间最可怕的毒药，它在你毫不知情的时候腐蚀内心、肆虐灵魂、摧残精神，或许你会认为这是刻意夸大、危言耸听，且看下面这则寓言故事。

　　很久以前，造物主上帝创造了驴，对它说："你天生就是一头驴，愚钝且倔强，要从早到晚不停地干活。为此，我给你60年的寿命！"话音刚落，驴就乞求上帝说："我的主啊！60年实在是太长了，求求您给我减去30年吧！"面对驴的乞求，上帝思考了一番，最终答应了；没过多久，造物主上帝创造了狗，对它说："你天生就是一条狗，机警且忠诚，要从早到晚看家护院。为此，我给你40年的寿命！"话音刚落，狗就乞求上帝说："我的主啊！40年实在是太长了，求求您给我减去20年吧？"面对狗的乞求，上帝思考了一番，最终答应了；没过多久，造物主上帝创造了猴，对它说："你天生就是一只猴，灵活且好动，要从早到晚栖息在树上。为此，我给你 20 年的寿命！"话音刚落，猴就乞求上帝说："我的主啊！20 年实在是太长了，求求您给我减去 10 年吧？"面对猴的乞求，上帝思考了一番，最终答应了；没过多久，上帝创造了人，对他说："你天生就是人，智慧且贪婪，要从早到晚奔波忙碌。为此，我给你30 年的寿命！"话音刚落，人就乞求上帝说："我的主啊！30 年实在是太短了，您能不能把驴拒绝的 30 年、狗拒绝的 20 年、猴拒绝的 10 年赐给我啊？"面对人的乞求，上帝思考了一番，最终答应了。从此以后，人的一生就如上帝所安排的那样，先过好原本属于自己的 30 年。而立之年后，人就如同驴一般身负重担任劳任怨；花甲之年后，人就如同狗一般告老还家，苟延残喘；耄耋之年后，人就如同猴一般插科打诨，奄奄一息。

由此可知，正是人对寿命的贪婪造就了自己颇为滑稽的一生，驴所拒绝的 30 年让人任劳任怨、失去健康，狗所拒绝的 20 年让人告老还家、失去能力，猴所拒绝的 10 年让人插科打诨、失去自我。在寿命面前，人没有适可而止、恰到好处，而是贪得无厌，全数揽入怀中。从这个角度来看，或许人才是愚钝无知、笨拙蒙昧的典型，在贪婪的作用下亲手葬送了自己的未来。现实中，有的人一身正气、两袖清风，在金钱、名望、美色面前岿然不动、稳如泰山，比如焦裕禄、孔繁森、杨善洲；有的人唯利是图、以权谋私，在金钱、名望、美色面前趋之如鹜、如蚁附膻。究其原因，这恰是贪婪心理在作祟的缘故。

众所周知，贪婪是一种常见的心理问题，"贪"的本义是贪图钱财，"婪"的本义的是嗜爱美食，"贪婪"就是自身欲望始终得不到满足。与正常的需求相比，贪婪是一种病态心理，它永远都没有满足的时候，即"愈满足，愈渴望"。需要注意的是，人的贪婪之心并非先天遗传所致，而是受后天环境的多方影响，逐渐形成自私自利、狭隘偏执、欲壑难填的劣根性，这在腐败官员身上体现得淋漓尽致。

贾某某，国土资源部某司原巡视员，翻开他的履历，可谓炙手可热、位高权重，历任国土资源部多个重要司局的一把手，掌管矿产资源开发管理的大权。不可否认，他的事业是顺利的、仕途是成功的、人生是辉煌的，本可以安心退休、颐养天年，但内心的贪婪却将自己的后半生白白葬送。2015 年 3 月，因利用职务便利收受他人财物、为他人牟取利益，且数额巨大，其被开除党籍，并取消退休待遇。四个月后，被法院判处无期徒刑。经调查，贾某某在 2005 年与北京某公司法定代表人林某某认识，为其申请陕西省靖边县三个煤矿探矿权提供帮助。为此，林某某先后送给他一套住房、一辆轿车，受贿总计超过 2000 万元人民币。就这样，巨额贿赂买断了他的歧路人生，监禁生涯诠释了他的凄凉晚景。

平心而论，作为国土资源管理关键岗位的领导干部，贾某某身边极易出现一些类似林某某的"朋友"，他们伶牙俐齿、谄笑胁肩、出手阔绰，总是能想其之所想、急其之所急。这些所谓的"朋友"，以利交、以钱往，紧盯权力、只争利益，通过长期的钱情投资，使掌权者放松警惕、丧失原则、滥用权力，最终越陷越深、无法自拔。"以财交者，财尽而交绝；以色交者，华落而爱渝；以权交者，权失而成仇。"由此可知，领导干部应远离那些出于某种目的而刻意接近自己的人，因为他们不是真正的朋友，只会拉自己下水。可"物必先腐也，而后虫生之"，廉洁从政的思想防线往往会被自身的贪婪心理所攻破，心存一线之侥幸，贪占法外之私利，最终给社会上诸多的"林某某"以可乘之机。那么，人的贪婪心理究竟是如何形成的呢？

第一，错误的价值观念。毫无疑问，错误的价值观念是贪婪心理形成的根源所在。现实中，有些人持有"世界因其而存在，万物应为其所有"的错误观点，任由该极端个人主义思想兴风作浪、惹是生非，使自己对金钱、名望、美色的贪婪之心不断膨胀，促使贪婪心理最终形成；第二，行为的强化作用。有些人心生贪婪，但碍于自身名誉、内心胆量、法律制裁等主客观因素而没有选择伸手，如果其做出错误决定并最终得手，就会突破上述因素对自己的限制和束缚，开始孤注一掷、铤而走险，不断强化贪婪心理；第三，盲目的攀比心理。有些人原本也是清白之人，但攀比心理人皆有之，面对起初与自己境况不相上下的同乡、同学、同事，甚至原先比自己境况相差甚远的人腰缠万贯、财大气粗，内心便不平衡、思想随之出轨、信念就会动摇，终使贪婪心理占据上风；第四，扭曲的补偿心理。有些人出身卑微、生活贫寒，因此卧薪尝胆、发奋作为，待到事业有成、小有名气，就会利用手中的权力索取不义之财，以补偿自己曾经的损失，为贪婪心理的形成埋下伏笔，危害巨大；第五，扭曲的功利心理。在拜金主义的作用下，有些人奉行"有权不用，过期作废"的错误理念，把市场看成金钱社会，将等价原则引入现实生活，疯狂攫取各种利益，以满足自己日渐增长的贪婪心理；第六，潜在的虚荣心理。人一旦过分自尊，潜在的虚荣心就会渐渐显露，特别是那些位高权重的领导干部，面对人们的百般讨好，通常会被吹捧冲昏头脑，进而混淆是非、放弃原则，终将导致贪婪心理的形成。

贪婪的危害是巨大的，不仅毁灭自己的大好前程，还会伤害自己的亲朋好友。我们应正视它、消除它，通过设定合理目标、反思自己的得失来巩固心理防线。对此，我们可以在纸上写下自己的需求，然后逐一对其分析研判，保存那些合理的需求，删除那些过分的欲望，从而明确自己贪婪的根源，并分析其中的原因与危害，借此来警示自己。与此同时，格言自警法也是比较好的选择。从古至今，仁人贤士都对贪婪之人嗤之以鼻、不屑一顾，他们撰文作诗来鞭挞和讽刺那些索取不义之财的行为。因此，我们可以抄写并牢记那些"反贪倡廉"的诗文或名言，树立并强化"一身正气，两手清风"的做人准则。古人有云："知足者常乐。"知足便不会有非分之想，常乐也就能保持心理平衡。所以，我们还应在平时调整好自己的心态，始终以笃定、坚韧、豁达的心态面对现实中的种种诱惑，以避免贪婪心理的滋生和蔓延。

第十章　做自己内心的主宰

第八章
CHAPTER 8

做内心强大的自己

　　不可否认，"内心强大"是我们梦寐以求的超凡境界，它使
人变得无坚不摧、所向披靡，成为生活中的强者、工作上的能人。

第一节　让自己的内心强大起来

　　不可否认，"内心强大"是我们梦寐以求的超凡境界，它使人变得无坚不摧、所向披靡，成为生活中的强者、工作上的能人。现实中，许多人却很难做到这一点，在责任面前毫无担当，在重压之下一败涂地，沦为生活中的弱者、工作上的庸人。但仁者见仁，智者见智，不同的人会给出不同的见解。在《米开朗琪罗传》中，法国作家罗曼·罗兰说："生活中只有一种英雄主义，那就是在认清生活真相之后依然热爱生活。"在《永别了，武器》中，美国作家海明威说："生活总是让我们遍体鳞伤，但到后来，那些受伤的地方一定会变成我们最强壮的地方。"由此可知，他们对于"内心强大"的见解略有不同，但都传递了一个重要信息，那就是"人生实苦，但请你足够相信"。

　　想必我们中的许多人都看过电影《肖申克的救赎》，这部影视作品完美地阐释了"内心强大"的含义。影片中，美国演员蒂姆·罗宾斯饰演一个名叫安迪的青年银行家，他因涉嫌枪杀妻子和她的情人而含冤入狱。经过法庭审判，他很快被关进臭名昭著的肖申克监狱，终身监禁的刑罚无疑注定了其黯淡绝望的人生。没过多久，他便尝试接近狱友中颇有声望的瑞德，并从他那里搞来一个鹤嘴锄。从那以后，两人成为无话不谈的好朋友，他也仿佛在鱼龙混杂、罪恶横生、黑白混淆的监狱中找到了属于自己的求生之道，利用自己所学的金融知识帮助监狱管理层逃税洗钱，还凭借其与瑞德的交往得到周边狱友的尊重。这个时候，安迪已如瑞德一样对监狱高墙由憎恨万分变为泰然处之，但年轻犯人汤姆的到来促使其做出尽快越狱的决定，原来汤姆在另一所监狱服刑时听说过安迪的案子，并且知道真正的凶手是谁。当安迪向监狱长提出重新审理自己案件的请求时，却遭到对方的严词拒绝，还受到禁闭两月的惩罚。与此同时，为防止其最终获释，监狱长竟然设计害死了知情人汤姆。面对这残酷的现实，他开始变得消沉，但并未放弃对自由的渴望。在关押自己的牢房墙壁上，他挂着一幅画有女明星丽塔·海华丝的电影海报，而背后却是一条通向外面的暗道。在信念的支撑和毅力的支持下，安迪利用20年的时间不停地铲土挖洞，终于打开了通向自由的出口。在一个月黑风高、电闪雷鸣的夜晚，他艰难地爬出暗道，借助雷声砸开粗大的污水管道，忍着污秽的恶臭爬行450米，终于来到湍急的河边。

在肖申克这座铜墙铁壁、密不透风的监狱里，希望变得虚无缥缈，尊严早已荡然无存，心灵已然千疮百孔，安迪的日子可谓生不如死、痛不欲生，但信念和毅力是每个人在任何情况下通往自由的最佳途径。为冲出藩篱，重获自由，他20年如一日用一个鹤嘴锄铲土挖洞，即便监狱长设计害死了知情人汤姆，自己也没有退缩和放弃，终于在一个夜晚逃出生天、脱离苦海。毋庸置疑，安迪的越狱行为向世人展现了其内心的强大，还有乐观、坚忍、顽强的崇高品质。孟子有曰："故天将降大任于斯人也，必先苦其心志，劳其筋骨，饿其体肤，空乏其身，行拂乱其所为，所以动心忍性，曾益其所不能。"意思是上天要把重任赋予这样的人，一定先让他的内心痛苦，筋骨劳累，经受饥饿，资财缺乏，诸事不顺，从而使其内心坚忍、性格顽强，并增加其所不具有的能力。由此可知，一个内心强大的人并非与生俱来、天赋异禀，往往是在后天环境的磨砺和锤炼中逐步形成的。

前不久，一封名为《一位甘肃高分考生的请求》的信件在网上引发热议。信中，来自甘肃省定西市第一中学的考生魏祥希望清华大学帮助他们母子俩解决一间陋宿。19岁的魏祥先天性脊柱裂、椎管内囊肿，出生后双下肢运动功能丧失，大小便失禁。从半岁起，父母就带着他辗转于全国各大医院，寻求专家为其手术治疗，但经过两次手术，他的病情始终未见好转，身体残疾的情况也没有得到改善。更为不幸的是，他下岗多年的父亲身患不治之症，医治无效去世，仅留下年幼的他和无助的母亲。对此，魏祥母亲没有放弃，她不仅是一名在医院上班的护士，更是一位残疾少年求学路上的陪读者、守护神。12年来如一日，她的背影穿梭于孩子小学、初中、高中时期的大街小巷、校门教室，仿佛从来不知疲倦。同样，魏祥本人没有退缩，他身残志坚、克服困难、夙夜苦读，不仅完成了中小学基础教育，还以648分的高考成绩回报母亲和恩师。当得知自己有可能被清华大学录取的消息时，魏祥母子俩欣喜若狂、高兴万分，可旧难散去，又添新愁，他们开始为以后的求学生涯感到忧虑。由于魏祥身体的原因，他始终无法离开母亲的随身陪护，一旦其赴京求学，母亲只得放弃工作，仅有的经济来源就此斩断。万般无奈之下，魏祥才向清华大学发出上述请求信，希望学校能解决他们的住宿问题。令人欣慰的是，清华大学在第一时间以《致甘肃考生魏祥：人生实苦，但请你足够相信》的文章回复了他，不仅赞扬其早已具备清华人自强不息、厚德载物的品质，还承诺妥善安排，竭力解决其后顾之忧。

　　毫无疑问，甘肃考生魏祥是一个名副其实、不折不扣的内心强大者，面对病魔的肆虐、父亲的离世、生活的艰辛，他同母亲一起选择了积极面对。在诗集《繁星·春水》中，作家冰心说："童年啊，是梦中的真，是真中的梦，是回忆时含泪的微笑。"在梦一般的年华里，幼小的魏祥却要承受浸满眼泪的记忆，这泪水不包括欢笑、不代表留恋。纵然不幸的人生，各有各的悲苦，但万幸的是，他在经历那么多苦难后，依然选择了坚强和奋斗，成长为人们所尊敬和崇拜的模样。"自助者，天助之"，今后在清华园中生活学习的魏祥定会有爱心陪伴，无论身体抱恙，抑或父爱缺失，乃至生活困顿，都能像其他清华学子一样穿花拂叶、成就非凡。

　　平心而论，内心强大绝非易事，尤其是深陷困境的时候，你是否有勇气去打破常规、另辟蹊径？这需要有足够的勇气、非凡的胆量、坚定的信心，上述品质也只有内心强大的人才会具备。1914 年，发明大王爱迪生的工厂被烧成灰烬，不仅实验模型被烧毁，而且经济损失超过 2300 万美元，但其反应却出人意料，他说："感谢上帝，我们之前的错误都被烧毁了，现在我们可以重新开始了。"由此可知，爱迪生绝对是一个内心强大的人，他能够在失败中寻得机会，在困境中付诸行动。如果你想让自己的内心强大起来，不妨参考以下方法：

　　第一，调节情绪。内心强大的人往往善于调节自己的情绪，如果不能面对或者忍受负面情绪，并采取有效措施来应对，你就无法成为内心强大的人。研究表明，内心强大的人通常具有更高的情商，并且情商高的人比情商低的人更容易获得机遇和成功。因此，如果你想让自己的内心强大起来，必须善于调节自己的情绪，并努力提高自己的情商。第二，拥有自信。自我相信、自我肯定、自我激励是内心强大者必备的品质，美国汽车大王亨利·福特曾说："不管你认为自己能还是不能，你都是对的。"或许他所说的话过于绝对，但也从侧面说明一个道理，那就是自信的人更容易取得成功。因此，如果你想让自己的内心强大起来，必须努力去拥有自信。第三，学会变化。内心强大的人比较灵活，能够随时适应改变。在他们眼中，因循守旧、一成不变对成功来说无疑是最大的威胁。为此，他们努力寻求潜在的变化，并且形成计划，付诸实践。因此，如果你想让自己的内心强大起来，必须灵活应对周边的环境和他人。第四，拥抱失败。在很多人看来，失败的破坏力是巨大的，它通常会使我们半途而废、一蹶不振。但失败是成功之母，内心强大的人更懂得失败的价值，因为他们知道通往成功的道路上早已布满失败的荆棘。为此，他们早已做好应对失败的心理准备，那就是接受失败、拥抱失败，并从失败中汲取经验教训，从而为日后的成功奠定基础。因此，如果你想让自己的内心强大起来，必须正确对待失败。

第二节 学会不去抱怨

不可否认，抱怨是很多人的生活常态，繁忙的工作、严苛的上级、不公的待遇、拥堵的交通、糟糕的天气，甚至不佳的饭食都会使我们怨声载道、苦不堪言。抱怨的危害甚大，它像寄宿在我们大脑中的慢性病毒，侵蚀思维、消磨意志、干扰行为，终将使我们的精神之堤瞬间崩塌、一溃千里。即便如此，抱怨却依旧出现在我们的生活中，平日里我们会向他人抱怨，私底下他人也会跟我们抱怨，但鲜有人会质问自己："我为什么会有如此多的抱怨呢？"毫无疑问，抱怨是消耗能量的无益之举，它不仅无法改变客观事实，还使我们的情绪变得更加糟糕。

杰克是一名年轻的船夫，他每天都划着船将家里的大麦送到上游的镇子里。时值夏日，天气炎热、酷暑难耐，杰克吃力地划着满载大麦的船，可谓精疲力竭、身心俱疲。可是为了一家人的生计，他仍不停地挥动着船桨，希望赶紧完成运送任务，以便在太阳落山之前返回家中。这时，他突然发现前方有一艘比自己大一点的船顺河而下，迎面向自己快速驶来，两艘船眼看就要撞上了，但那艘船却没有丝毫避让的意思，似乎是有意要撞翻自己。杰克开始着急了，船毁人亡的悲惨画面从他的脑海中一闪而过，他开始大声吼叫："让开，赶快让开，船上的白痴！没看到船要撞了吗？"吼叫没有丝毫用处，那艘船依旧沿着原有轨迹向自己驶来，他赶紧调转方向、驶离水道，但为时已晚，两艘船狠狠地撞在了一起。庆幸的是，船毁人亡的惨痛后果并没有出现，但杰克已被彻底激怒了，他再次大声吼叫："你这白痴，到底会不会划船，河面这么宽，你偏偏撞上我的船，你必须赔偿我，必须！"这吼声可谓歇斯底里、震耳欲聋，可船上竟然无人应声。当杰克对着船怒目圆睁时，突然发现船上空无一人，原来这是一艘断了缆绳、顺河漂流的空船……

上述故事对抱怨的描述和揭示可谓鞭辟入里、入木三分，那艘顺河漂流的空船正是我们抱怨的对象，而船夫杰克的吼声恰是抱怨本身，但杰克无论如何吼叫、吼叫声有多大，空船都会沿着既有轨迹向下游飘去，吼叫声对它无济于事、形同虚设。换言之，在大多数情况下，抱怨根本无法改变事物本身，事物运动和发展的轨迹不会因抱怨而停止或改变。如果你一味地抱怨，只会给自己带来不必要的麻烦和无穷尽的危害：第一，抱怨会使你变得弱势。当你向他人喋喋不休、怨天尤人时，看似你的不满和愤懑寻得一个出口，暂时得到缓和与解脱。但在他人眼中，你其实是在寻找一种怜悯、一丝同情、一份照顾，是无助、悲观、可怜的表现，而你会在心理上变得更加弱势。第二，抱怨会使你放弃成长。抱怨绝非抱怨本身，它往往是一个冠冕堂皇的借口和理由，是对工作的懈怠，对职责的推脱，对生活的气馁。如果你一味地抱怨，终将丧失自我反省、自我升华、自我提高的机会，自我成长更是无从谈起。第三，抱怨会使你逐步消极。虽然抱怨是一种语言输出，而不是一种外在行为，但在积少成多、日积月累的量变作用下，负面思维就会在你脑中逐渐形成并最终固化，进而直接影响你的外在行为，终使自己成为一个消极的人。第四，抱怨使你更加孤独。

抱怨人皆有之，但谁都不想成为倾听抱怨的人。抱怨是一种负能量的语言输出，严重危害倾听者的身心健康，它会干扰对方的生活，扰乱对方的心理，影响对方的举动。当你抱怨时，或许身边的人最初都会神情专注、侧耳倾听，但如果你一味地抱怨，他们就会敬而远之、拒之千里，孤独就会常伴你的左右。抱怨的危害如此之多，难道我们就无法控制它吗？我们认为，认清抱怨的本质是解决问题的关键，那抱怨的本质又是什么呢？

首先，抱怨是一种不满。面对微薄的薪水、繁重的任务、艰辛的生活、复杂的人情、巨大的压力，每个人都会心有怫郁、情生愤懑，为释放和发泄这些不良情绪，你可能向亲朋好友、同窗同乡尽情倾诉。与此同时，潜意识地与他人进行对比也是抱怨产生的原因之一。试想一下，当你在单位勤勤恳恳、任劳任怨，可薪水却比那些拈轻怕重、避实就虚的人还要低，这会是一种什么样的感觉？恐怕不满的情绪早已在你心中无限蔓延，向他人抱怨的想法也是蠢蠢欲动、按捺不住。因此，抱怨首先是一种不满，它不仅来自于现实中的方方面面，也发端于彼此间的相互比较。

其次，抱怨是一种不安。即便你一味地抱怨，不满的情绪也不会得到丝毫改变。时间一久，不满就会变成不安，甚至引发焦虑。这时候，情绪上的惴惴不安和内心里的回肠百转迫使你重新拾起"抱怨"这个工具，不断地向他人倾诉自己的各种遭遇。尽管事实并不是如此糟糕，但抱怨者通常都会夸大其词、言过其实，期待倾听者能够从中理解并满足他们内心深处最真实的需要。可惜的是，倾听者往往很难注意到这一点，因为抱怨的内容已占据了他们绝大部分的注意力，抱怨者的内在需要一般都被直接忽视。因此，抱怨也是一种不安，它源自于抱怨者内心深处最真实的需要，却难以得理解和满足。

最后，抱怨是一种不能。当你抱怨时，倾听者会把注意力消耗在抱怨的内容和抱怨的本身上，他们或许会给你一些善意的见解，但这根本不足以解决你内心深处的问题。如果你一味地抱怨，他们就没有兴致再给予你更多建议和帮助，但问题依旧是问题，困难仍然是困难。我们认为，正是你无法从根本上解决这些问题和困难，才使你不得已选择抱怨这个最无力的"武器"，以对抗内心的无助、悲观、可怜。因此，抱怨更是一种不能，是面对问题和困难的无能为力和束手无策。

由上可知，抱怨的本质是一种不满、一种不安、一种不能，看来阻止它几乎是不可能的事情了，但我们可以努力学会不去抱怨。美国心灵导师威尔·鲍温曾发起了一项"拒绝抱怨"的活动，他邀请每位活动参加者佩戴一个特制的紫色手环，只要自己抱怨一次，就把手环换到另一只手上，以此类推、反复调换，直到这个手环能持续戴在同一只手上21天为止。不到一年的时间，这项活动就风靡全世界，近80个国家、600万人参加了这项活动。与此同时，这项活动也在我国逐步推广，颇受学生党的推崇和喜爱。时值全国中小学生心理健康活动日，在四川某中学初中部的阶梯教室里，举行了"紫手环的力量，挑战21天不抱怨"的主题活动。在心理委员的说明下，学生们纷纷在挑战承诺书上签下自己的名字，并得到一只紫色手环。经过一段时间的努力，活动取得了一定的效果，学生小邓说："戴上紫手环之后，我开始主动减少抱怨，我在有意识地调控着自己的情绪。我真切地感受到，少一点抱怨，内心会快乐许多！"

达尔文曾在《物种起源》中说："在自然演化过程中，能够活下来的，不是那些最强壮的物种，也不是那些最聪明的物种，而是那些最能适应变化的物种。"如果你一味地抱怨，并且拒绝改变和进化，等待你的只能是被淘汰的命运和结局。对此，我们该如何不去抱怨呢？第一，寻找你不满的原因。凡事皆有因，否则不满的情绪不会平白无故地产生。你的薪水比别人要低，自然有一定的道理，说不定人家是技术大咖，帮助公司解决了很多疑难问题，获得高薪水也是理所应当、天经地义。此外，不要刻意去同他人比较，这也是避免抱怨产生的有效方法之一；第二，分析你不安的现状。与不满的情绪相比，不安的状态更容易让人抓狂，纵然这与你内心的情绪、所处的环境、周边的同事有一定的关系，但你在公司的尴尬处境才是根源所在。试想你既没有技术，又没有资源，无法给公司带来价值和利润，不安的状态便早已降临在你的身上。因此，你必须停止抱怨，认真分析原因所在；第三，解决你不能的问题。"世上无难事，只要肯登攀"，当找到自己抱怨的根源之后，你应该积极寻求改变，努力提升自我，从根本上解决那些自己认为不能的问题，至少你应该为此不断去学习和进步。此外，当你心生抱怨、张口诉说时，请低下头去工作，这才是你学会不去抱怨的最佳选择。

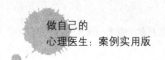

第三节　敞开心扉去拥抱快乐

　　法国科学家帕斯卡曾说："所有的人都以快乐幸福作为他们的目的，没有例外，不论他们所使用的方法是如何不同，大家都在朝着同一目标前进。"由此可知，快乐是我们一生的向往和追求，若失去了快乐，人生就会黯然无光、浑浑噩噩。既然生命的本质在于追求快乐，如何才能获得快乐呢？答案很简单，即努力增加那些使你快乐的时光，并尽力减少那些使你不快乐的时光。除此以外，快乐与否还直接取决于你的内心，根据"境由心生"的理论，当你的内心是快乐的，你就会得到快乐；当你的内心是痛苦的，你就会得到痛苦。由此可知，快乐是一种人生选择、生活态度、处世方式，你只有选择了快乐，快乐才会选择你。

　　高中肄业后，酷爱汽车的小梅成为一名出租车司机。一天傍晚，因为道路湿滑、视线不清、刹车不灵等原因，她驾驶的出租车不慎将一名横穿马路的高中生撞死。经过法院审判，小梅因交通肇事罪被判处有期徒刑三年。从入狱服刑的第一天开始，她的内心就充满了懊恼、悔恨、自责，死者扭曲的身体、道路上殷红的血迹、周边指责的路人，这些画面像播放电影一样不断呈现，让自己沉浸在痛苦的回忆中无法自拔。没过多久，小梅就变成一个孤僻内向、沉默寡言、消极颓废的人。出狱后，为解脱自己的心灵，她每天都去山中的寺庙进行祷告，寄希望于佛祖的庇佑。即便如此，她的内心还是跟从前一样痛苦。

一天清晨，小梅像往常一样来到寺庙中祷告，只见她眉头紧蹙、双眼微闭、两手合十，口中默默地念叨着什么。不一会儿，她突然大哭起来，这哭声撕心裂肺、呼天抢地、响彻大殿，方丈连忙问道："姑娘，你这是怎么了，哭得这么伤心？"她回答说："我是多么不幸啊，我这一辈子都忘不了这件事……"听完她的经历，方丈轻声说："姑娘，你现在无异于画地为牢、作茧自缚啊！"她瞬间惊呆了，大声问道："方丈，我怎么会是您说的那样呢？"方丈笑着说："虽然你已经从监狱中出来，但你仍无法摆脱曾经的痛苦，让自己的灵魂心甘情愿地关在牢里，这不是画地为牢、作茧自缚吗？"听完这番话，她豁然开朗、瞬间醒悟，她心想："事情已经过去这么久，自己也为此付出惨重代价，应该释怀了。"自那以后，小梅像换了一个人似的，变得乐观开朗、积极向上、朝气蓬勃……

毫无疑问，我们每个人都会遇到令自己难过、悲伤、痛苦的事情，比如竞赛失利、考试落榜、生活遇困等。虽然我们无法改变上述事实，但应该及时清除它在内心中留下的阴影，敞开心扉，拥抱快乐。否则，我们就会像当初的小梅一样闷闷不乐、愁眉苦脸、忧虑重重，整日活在痛苦的回忆中。爱因斯坦曾说："真正的笑，就是对生活的乐观，对工作的快乐，对事业的兴奋。"换言之，当你把精力和心思放在生活、工作、事业上时，曾经令你痛苦的回忆就会慢慢地烟消云散、一去不返，因为你选择了忙碌，选择了辛勤，选择了充实，快乐也会油然而生。不可否认，很多人或许都明白这个道理，但囿于思想的藩篱和内心的窠臼，始终无法快乐起来。

第一，刻意追求完美。在竞争日益激烈的今天，彻头彻尾的完美主义者并不鲜见，他们以近乎严苛的标准要求自己，不允许出现丝毫错误。但客观世界并不以主观意志为转移，即便最优秀、最伟大的人也会出现错误，并且通过汲取其中的经验教训获得成功。印度诗人泰戈尔曾说："如果你对一切错误关上了门，那么真理也将你关在门外。"实际上，如果你不接受错误，失去的不仅是真理，还包括快乐。在完美主义者看来，错误好似眼中钉、肉中刺，他们常常为此感到焦虑、懊恼、悔恨，这些负面情绪必然会影响他们愉快地生活和工作。因此，我们应该摒弃完美主义，勇敢接受并坦然面对现实中出现的错误，让遗失的快乐重新出现。

第二，过分注重结果。在我们身边不乏这样一类人，为实现某个目标，他们殚精竭虑、苦心孤诣、夙夜难寐。如果目标得以实现，他们会手舞足蹈、欣喜若狂；如果目标无法实现，他们会萎靡不振、郁郁寡欢。为何会出现两种截然不同的景象？因为在他们眼中只有结果，没有过程，并且结果的价值要远远大于过程的美好。一旦结果不符合自身意愿，他们就会变得焦躁不安、后悔不已、心神不宁，毫无快乐可言。德国化学家本生曾说："人生最大的快乐不在于占有什么，而在于追求什么的过程。"换言之，在漫漫人生路上，我们不要紧盯前方的目标，而是应关注沿途的风景。因为在这个世界上，并非所有目标都能实现，并非所有工作都能成功，并非所有需求都能满足。

第三，渴望大家认同。我们每个人都希望被他人认同，但这并不代表我们需要得到所有人的肯定、喜欢、赞许。现实中，无论你工作如何卖力，有些领导就是不肯定你；无论你日常如何贴心，有些女孩就是不喜欢你；无论你学习如何上进，有些老师就是不赞许你。这些都不是关键，只要多数人在通常情况下认同你就可以了。然而有些人却不这么认为，只有每个人都认同自己，他们才能心平气和、安适如常。一旦他人对自己的牢骚、不满、抱怨传到自己耳朵里，他们就会如坐针毡、心神慌乱、焦躁万分。文艺复兴先驱但丁曾说："走自己的路，让别人去说吧！"换言之，过分关注他人对自己的评论，只会让你产生无尽的忧虑和无穷的苦恼。

第四，过去决定未来。有些人在遇到困难和挫折后，就片面地认为这一切会毁掉自己的一生。殊不知，这是一种错误的思想和认知。不可否认，每个人过往的经历和曾经的体验的确能影响自己的人生，但主观意志能够反作用于客观世界，只要你心不沮丧、气不消沉、力不丧失，定会重整旗鼓、止水重波、东山再起。然而，有些人在遇到困难和挫折后，就此一蹶不振，终日沉浸在痛苦的回忆中，不仅失去了人生，也失去了快乐。革命导师马克思曾说："生活就像海洋，只有意志坚强的人，才能到达彼岸。"由此可知，认为过去决定未来的人一定是意志薄弱的人，击败他的不是困难和挫折，而是他自己。相反，意志坚强的人不仅能成就人生，还能收获快乐。

除此以外，许多人还错误地认为快乐是可以从天而降、突如其来的。为此，他们无所事事、碌碌无为，终日幻想着快乐会敲响自己心灵的大门。相反，快乐的人从来都是主动出击、积极作为，通过体育锻炼、帮助他人、读书学习等方式来寻求快乐。现实中，快乐与痛苦好比一对孪生兄弟，你选择了快乐就注定会快乐，你选择了痛苦就注定会痛苦。与其这样，我们倒不如选择快乐，但这样的选择又何其艰难，毕竟人的情绪会受到外界因素的影响和干扰，不完全受我们主观意志的控制。此外，它还跟一个人的性格、阅历、格局密切相关，性格开朗、阅历丰富、格局远大的

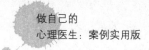

人更加快乐。对此，我们可采取以下方法，以帮助自己做出正确选择：

首先，敞开心扉、打开话匣。当我们独处时，不动声色、举止拘谨、沉默寡言，情绪处在一种相对紧张的状态；当我们群居时，和颜悦色、不拘形迹、畅所欲言，情绪处在一种相对轻松的状态。特别是在与他人交流沟通时，我们的情绪会得到很好的放松，急躁、焦虑、恐惧的负面情绪会暂时抑制或短期消除，快乐的心态也会自然产生。其次，消除嫉妒、赞许他人。嫉妒心堪比一味毒药，一旦沾染了它，便会万分痛苦、难以自拔，工作上容不得他人比自己出色，生活上容不得他人比自己富庶，相貌上容不得他人比自己漂亮，不仅使自己的情绪变坏，还破坏了他人的好心情。面对他人的成长和进步，我们应抱着学习和借鉴的态度去赞美对方、提升自己。最后，注重当下，把握现在。过去的已经过去，未来的还未到来，当下的快乐即是永久的快乐。对此，我们不必纠结过去、忧虑未来，应该把有限的精力和宝贵的元气放在当下，投身于读书学习、工作事业、家庭亲人上，进而牢牢把握住现在。

第四节　让自己去吃苦

"苦"字的含义有多重：其一，味觉上的一类，与甜和甘相对应，比如良药苦口、苦尽甘来；其二，内心上的折磨和煎熬，比如孤苦伶仃、含辛茹苦；其三，为某事感到难受，比如不胜其苦、叫苦不迭；其四，耐心地、尽力地，比如苦口婆心、苦心孤诣。由此可知，"苦"本身就是一种重负、一份担子，它在生理上和心理上让人感到艰辛和困苦。既然"苦"字这么苦，我们为何不寻求枕稳衾温、怡然自得的生活呢？我们认为，我们每个人都不能在最能吃苦的时候选择安逸，特别是年轻人，更应该把吃苦作为自己取得成功的信条和基准。众所周知，"吃得苦中苦，方为人上人"，一个人在经历千辛万苦后，必定能成为他人所敬重和爱戴的人。因此，我们决不能贪图安逸、沉迷舒适，而是要心甘情愿、自觉自愿去吃苦。

"书山有路勤为径，学海无涯苦作舟"，古人读书时的吃苦精神值得我们学习和效仿。成语"凿壁借光"，讲的是西汉时期匡衡的故事，他出身贫寒，家中无力供读。但其自幼好学，常为当地一大户人家打工，不要报酬，只求对方借书给自己。没过多久，他就把该户人家的全部藏书阅览完毕。一天晚上，匡衡像往常一样准备读书，竟发现家中没有一根蜡烛，而隔壁邻居家却被蜡烛照得通亮。他便对邻居说："我晚上想读书，可买不起蜡烛，能否借用贵室的方寸之地呢？"邻居对他说："你既然穷得买不起蜡烛，还读什么书呢？"匡衡听后非常气愤，这迫使他自己下定决心发奋读书。回家后，他发现家中墙壁透过一丝光亮，于是就把墙缝挖大了一些。匡衡就是借着邻居家透来的微弱的烛光一直苦读，终成一代名家。

无独有偶，晋代的车胤也是一个勤学苦读的人。由于家境贫寒，父母没有多余的钱买灯油供其晚上读书，他只得利用白天闲暇时间背诵诗文。一个夏夜，车胤正为无法读书而苦恼，却突然看见院中许多萤火虫飞来飞去，闪着点点亮光。这时候，他心想如果把许多萤火虫集中到一起，不就是一盏油灯吗？于是，车胤费尽周折找到一块白绢，把许多萤火虫塞了进去，把它扎紧袋口吊起，虽然不怎么明亮，但可勉强用来看书。自此以后，只要院子里有萤火虫出现，他就抓上一把当作油灯以照亮自己的书本，这便是成语"囊萤夜读"的来历。

除此以外，隋唐时期的李密读书也颇为用功，他曾在宫廷里做侍卫，生性灵敏、身手矫健，但常常左顾右盼、东张西望。隋炀帝认为其不老实，便免了他的差。回家后，李密并不懊恼、沮丧，而是发愤读书，争做有用之人。一天，他骑着一头牛去看望老友，为抓紧时间读书，竟把《汉书》挂在牛角上。宰相杨素坐着马车跟在其后面，看到有个少年在牛背上读书，便暗自奇怪，大声问道："你是哪里的书生，怎么如此用功？"李密回头一看，认得是宰相，慌忙跳下牛背，向其作揖并报了姓名。杨素继续问道："方才你看的什么书？"李密回答说："我读的是《项羽本纪》。"此后，两人交谈许久，杨素觉得李密很有抱负，就对儿子杨玄感说："李密的学识和才能要比你强很多，将来有要事，你可以找他商量。"打那以后，杨玄感就跟李密交上了朋友，这就是成语"牛角挂书"的由来。

平心而论，现代人普遍缺乏吃苦精神，在困难面前畏首畏尾、缩手缩脚，受不得一点累、吃不得半点苦，往往半途而废、前功尽弃。17岁的小李怀着对军旅生活的无限向往，在承诺书上郑重签下自己的名字，实现了儿时成为一名军人的梦想，到海南省某武警训练基地服役。告别亲人后，小李随着其他新兵来到军营。不久，他就发现这里的生活跟自己想象的完全不同，每天早上五点准时起床，叠被子整理内务，集中晨练后吃早饭；八点半开始军事训练，内容包括站军姿、齐步走、越野跑等；十二点午饭后休息两小时，继续下午的训练项目，并一直持续到晚上六点才结束；晚上十点准时熄灯睡觉，第二天再重复这样的生活。

这对娇生惯养、养尊处优的小李来说简直就是地狱，畏难情绪开始在其心中滋生，他竟然以不适应部队生活为由要求回家。经部队领导、人武部门、家长亲人反复做思想工作，他仍然拒绝继续服兵役。在入伍一个月后，小李最终被海南武警总队正式退回原籍。事情到此还远远没有结束，小李要为自己的行为付出代价。小李所在县的人民政府根据相关规定，对他作出罚款三万元的决定。因小李拒不履行该义务，人民政府又于同年年底向法院申请强制执行。法院裁定准予强制执行，并向小李发出执行通知书、财产申报表，责令其在规定的截止日期前履行义务，但小李仍然拒绝履行。在执行人员耐心细致的劝说下，小李的父母为其垫付了三万元罚款。直到此刻，小李才认识到错误，痛哭不已，追悔莫及。

不怕苦，只会苦半辈子；若怕苦，可能会苦一辈子。不可否认，吃苦的滋味确实不好受，但我们不要害怕吃苦，也不要害怕失败。因为只有吃得了苦、受得了累，我们才有成功的机会。俄国作家列夫·托尔斯泰曾说："幸福并不在于外在的原因，而是以我们对外界原因的态度为转移，一个吃苦耐劳惯了的人就不可能不幸。"由此可知，幸福取决于我们自身的态度，而一个吃苦耐劳的人一定会幸福。下述几个吃苦的理由或许会给我们带来启发和顿悟：

第一，内心坚韧。当我们面对生命中不能承受之重时，正面应对，不怕吃苦才是最佳选择。当然，整个过程会很难受，其中滋味会很艰辛，可正因为如此而让你的意志更加坚强。这个时候，世间鲜有人和事能够击败你，因为自己有了一颗坚韧的心。

第二，不畏困难。人生道路上的苦难和挫折有着非凡的意义，它磨炼了你、造就了你、培育了你，使你变得与众不同、出类拔萃。当困难再次出现时，你的信念不会动摇，头脑不会发昏，脚步不会迟疑，因为你相信自己能够克服它。

第三，提升能力。在吃苦的过程中，你的学习能力、知识储备、交往技能也会逐步提高。著名历史学家蔡尚思曾说："惜时、专心、苦读是做学问的一个好方法。"由此可知，只要你肯学习、肯努力、肯吃苦，就一定能够取得丰硕的果实，闯出属于自己的一片天地。

第四，拉开距离。吃苦会逐步缩短你与成功之间的里程，同时进一步拉开你与失败之间的距离。态度决定一切，汗水奠定基础，人与人之间的差距虽然跟家庭背景、禀赋天资有关，但后天的努力与奋斗起着决定性作用。因此，吃苦是拉开自身与他人之间差距的催化剂。

第五，珍惜成功。众所周知，一夜暴富的人容易挥金如土、一掷千金，因为他们的财富从天而降；而逐步富有的人偏向省吃俭用、克勤克俭，因为他们的财富来之不易。由此可知，吃苦会使你倍加珍惜当下的成功，你不会做出挥霍财富、透支身体等错误的事情。

第六，学会坚强。共产主义战士雷锋曾说："不经风雨，长不成大树；不受百炼，难以成钢。迎着困难前进，这也是我们革命青年成长的必经之路。有理想有出息的青年人必定是乐于吃苦的人。"人生苦短，生活艰难，但每个成年人都是不易的，你会受挫，你会跌倒，你会失败，但你必须在经历这一切后学会坚强。

第七，拥有幸福。俄国作家屠格涅夫曾说："你想成为幸福的人吗？但愿你首先学会吃得起苦。"这句名言，恰是对成语"苦尽甘来"的直白解释。现实中，一个人如果想过得幸福，关键在于其能否把吃苦当成吃补，是否能及早意识到吃苦是迈向成功的捷径。"宝剑锋从磨砺出，梅花香自苦寒来"，如果你想要出人头地、高人一等，就必须具备吃苦精神和意志，兢兢业业、埋头苦干，用自己的双手浇灌出幸福花……

第五节　请你大胆往前走

在难题面前，我们中的很多人都抱有"不可能""行不通""做不到"的畏难情绪。该情绪所及，自然是精神状态低迷，工作难有亮点，生活难有进展，人生难以出彩。"千难万难，畏难才是真难"，你没有尝试，没有努力，心中全是对难题的无尽想象，这只会让自己停滞不前、一无所获。在《水调歌头·重上井冈山》中，毛泽东说："世上无难事，只要肯登攀。"换言之，世界上并没有真正困难的事情，只要你下定决心去做，就一定能够克服一切困难。因此，我们应该摒弃对难题的无尽想象，迈开自己的脚步大胆往前走，缩短理想和现实之间的差距。

二十世纪八十年代，一位探险者孤身来到陕西华县，准备亲自体验西岳华山的巍峨和险峻。为此，他专门选择了一条羊肠小道，可是走着走着就迷了路。正当他一筹莫展、束手无策的时候，迎面竟走来一个挑山货的美丽姑娘。她笑着说："您是不是迷路了？不要紧张，请随我来，我带你抄小路往山下走，那里有许多旅店呢！"就这样，探险者跟随姑娘的脚步，亦步亦趋、紧紧跟从。没过多久，他就为眼前的景色所陶醉，阳光在山中映出漂亮的光柱，水汽在林间散出美丽的薄雾，这里宛如仙境一般。这时候，姑娘突然说："前面就是最危险的地方了，我们要加倍小心，不然就会跌落悬崖。如果你身上挑点东西的话，反而会安全通过。"听到这番话，探险者惊问："这个地方如此危险，身上再挑点东西，岂不是更加危险吗？"话音刚落，姑娘笑着说："不要这么紧张，只有你意识到危险才会更加集中精力，那样反而会更加安全。之前这里发生过几起坠落事故，都是因为游客疏忽大意、掉以轻心才发生的。我们山民每天挑着东西来来去去、上上下下，却从来没有出过事。"

探险者虽然对姑娘的话半信半疑、似信非信，但仍然跟着她来到悬崖边上的小路旁。面对姑娘递过来的扁担，再看看深不见底的万丈深悬，他吓得直冒冷汗，头也不回地寻找别的出路。姑娘万般无奈，只得一个人先走。探险者在山间来来回回绕了三圈，却始终没有找见下山的路。夜幕降临、西风怒吼，他一个人蜷缩在之前的小路旁，内心充满了紧张和恐惧。因为在山上过夜是非常危险的，不仅要忍受饥饿寒冷，还会面临野兽的袭击。正当他计无所出、左右为难的时候，迎面竟走来一个挑山货的老大爷。探险者急忙上去拦住他，恳请其带自己走出大山。老大爷一声不吭，直接把一根光溜溜的扁担压在探险者的肩膀上，让他紧跟在自己身后。没过多久，他们就走出了大山，探险者一眼就看到不远处亮着灯光的旅店。探险者连忙拿出零钱向老大爷致谢，却被对方用手给挡了回来，看着他匆匆离去的背影，自己仿佛明白了什么……

故事中的探险者不仅领略到西岳华山的巍峨和险峻，而且在自己的人生道路上有所斩获，那就是"克服畏难情绪，敢于积极尝试"。平心而论，但凡去过西岳华山的人，无不为之提心吊胆、毛骨悚然，探险者不敢挑着扁担通过悬崖边的小路也是人之常情、合乎情理。可面对姑娘递过来的扁担，他却头也不回地寻找别的出路，这是为何？我们认为，这显然是畏难情绪在作祟，使其产生"不可能""行不通""做不到"的消极情绪，进而阻碍他前进的步伐。所幸探险者遇到了同样挑着山货的老大爷，在紧张情绪和恐惧心理的倒逼下，他接过光溜溜的扁担，并最终迈出人生最勇敢的步伐。毫无疑问，在人生的道路上，如果对难题心生恐惧而不去勇敢尝试，那你就输得彻头彻尾。试想一下，你连迈出第一步的勇气都没有，又怎么可能战胜它？因此，我们不要总是在心里想着难题，而是要敢于实践、勇于尝试，这样你才能知道自己究竟有多棒。

1821年，英国科学家戴维和法拉第联合发明了一种叫电弧灯的电灯，灯丝是用炭棒制成的，虽然能发出亮光，但光线刺眼、耗电量大、寿命短暂。为此，爱迪生决心发明一种光线柔和、耗电量小、寿命较长的电灯。没过多久，他就着手试验各种灯丝材料，比如传统的炭棒、普通的金属、昂贵的金丝等。日复一日、年复一年，爱迪生先后试验了将近1600多种材料，却无一获得成功。这时候，人们开始讥笑、嘲讽他，认定试验劳而无功、徒劳无益。对此，爱迪生没有退却，反而大胆尝试其他灯丝材料。一天，爱迪生的老友麦肯基登门看他，两人许久未见、交谈甚欢。看着对方长长的胡须，爱迪生突然眼睛一亮，大声喊道："先生，我需要您的胡子！"话音未落，麦肯基就剪下自己的一绺胡子交给他，后者急忙跑到实验室，兴高采烈、满怀信心地做起试验。爱迪生挑选了几根比较粗的胡子，先予以碳化，后装进灯泡，最后接通电流。令人遗憾的是，试验结果很不理想，胡子制成的灯丝没过多久就烧断了。看着他失望的样子，麦肯基轻声说："再用我的头发试试看，说不定能行。"这句话深深触动了爱迪生，爱迪生明白头发跟胡须的成分是完全一致的，他未置可否、沉默不语，起身准备送老友回家……

当他下意识为老友披上棉线外套时，又大声喊道："先生，我需要您的棉线！"话音刚落，麦肯基当即剪下自己的一丝棉线递给他，后者仍像之前一样急忙跑到实验室，认真做起了试验。由于过于紧张和极度兴奋，爱迪生好几次都把棉线给夹断了，但他仍一丝不苟地做着每个试验步骤。费了九牛二虎之力，他终于把一根碳化的棉线装进了灯泡。夜幕降临，爱迪生抽空灯泡里的空气，并把灯泡安装在灯座上，助手们和麦肯基都屏住呼吸，一动不动地盯着灯泡。随着电流被接通，灯泡发出金黄色的光线，照亮了整个实验室，人们开始欢呼雀跃、互相拥抱。经过不断努力和积极尝试，爱迪生终于发明了人类历史上第一盏具有实用价值的电灯，而1879 年 10 月 21 日也被人们定为电灯发明日，标志着可实用电灯的最终诞生。

英国文学家莎士比亚曾说："本来无望的事，经过大胆尝试往往能够获得成功。"由此可知，我们宁可选择在尝试中失败，也不要消极地在保守中等待。在难题面前，你只有大胆往前走，敢于尝试、勇于实践，才有可能获得成功，电灯的发明便是最好的例证。倘若爱迪生因循守旧、故步自封，一味使用碳棒作为灯丝材料，未能大胆尝试金属、金丝、胡子、棉线等其他材料，他就难以寻得最适合的灯丝材料，人类历史上第一盏具有实用价值的电灯更是无从谈起。对此，我们应该努力做到以下几点：

第一，克服畏难情绪。畏难情绪是人生道路上的绊脚石和拦路虎，它使我们失去勇气和魄力，在机遇面前无所事事、毫无作为。研究发现，意志薄弱、信念不坚的人通常怀有畏难情绪，更容易把困难放大化，进而束缚自己的手脚。法国作家罗曼·罗兰曾说："最可怕的敌人，就是没有坚强的信念。"对此，我们应该磨砺顽强的意志，树立坚定的信念，不要让自己停留在对难题无谓的想象中。

第二，打破定势思维。一个人的思想有多远，那他的人生就有多么广阔。现实中，很多人囿于自身定势思维之窠臼，故步自封、因循守旧，错失发展、提升自己的种种良机。此外，定势思维主导下的行为模式越发难以适应新鲜事物的快速发展，我们终将被社会所淘汰和抛弃。法国作家巴尔扎克曾说："一个能思想的人，才真是一个力量无边的人。"因此，我们应该打破定势思维对自身的束缚，大胆吸收先进思想和优秀文化，以更好的姿态面对人生道路中的难题。

第三，消除拖延心理。明日复明日，明日何其多。我生待明日，万事成蹉跎。毫无疑问，拖延心理的危害是巨大的，它人为地将眼前的事情无限往后拖延，直至事情到了非做不可的地步。在拖延心理的作用下，我们内心会产生沮丧、内疚、负罪等不良情绪，并不断自我否定、自我贬低、自我诘难，伴生出焦虑症、抑郁症、强迫症等心理疾病，最终极易发展成拖延症。对此，我们应该努力消除拖延心理，以自身行动践行"今日事，今日毕"的做事理念。